中医师承学堂

刘方柏临证百方大解密

刘方柏 著

协编

张永忠 李吉洪 刘 刚

郭 灵 陈海燕 魏丽群

中国中医药出版社

·北京·

图书在版编目（CIP）数据

刘方柏临证百方大解密 / 刘方柏著. —北京：中国中医药出版社，2013.8（2022.11重印）

（中医师承学堂）

ISBN 978-7-5132-1431-5

Ⅰ．①刘… Ⅱ．①刘… Ⅲ．①验方－汇编－中国－现代 Ⅳ.①R289.5

中国版本图书馆CIP数据核字（2013）第080629号

中国中医药出版社出版

北京经济技术开发区科创十三街 31 号院二区 8 号楼

邮政编码 100176

传真 010-64405721

保定市中画美凯印刷有限公司印刷

各地新华书店经销

*

开本710×1000 1/16 印张12.5 字数187千字

2013年8月第1版 2022年11月第6次印刷

书号 ISBN 978-7-5132-1431-5

*

定价：39.00元

网址 www.cptcm.com

"经典临床研究"书系总序

  对于中医的重视、中医经典的重视，从来没有像今天这般隆重、广泛，这般深远和透彻。从国家五十五年的中医院校学历教育，到国家五批师承教育，以及三批全国中医临床优才班，各省市、各中医院对人才培养的关注与投入，均显示出极大的热忱……

  中医的理念与方法，符合自然与人类和谐之道。敬畏自然，回归自然，回归人的本体，回归中医，已成为人类健康及社会可持续发展的共识。尤其中医与中国国学理念交融、渗透，是中华民族智慧的典范。传承中医学术，弘扬中华文化，如身体与灵魂般密不可分的一体两用。最具民族性，也是最具世界性。作为中医教育者、也是践行者，培养新人，服务临床，深感承载的历史使命与责任，义不容辞……

  中医的发展迎来了真正的春天。在谈及中医未来发展时，国医大师邓铁涛老曾谈道：中医之源头在黄河，中医之崛起在长江，中医未来之发展必将从珠江，走向大海，传遍世界……广州，中国的南大门，改革开放的前沿，秉南方之火性与珠江旁海之水德，刚柔相得，水火既济，心肾相交，孕育了中医繁荣之沃土，天华物茂，生机勃勃。作为全国首批"五老"

中医高校之一的广州中医药大学，以敢为人先的气概，在经典教学与运用、推广方面做出了诸多探索和努力，令学术界侧目：率先创立中医经典回归临床的教学模式近30年；创办全国经方班12届、国际经方班2届；创建经典临床查房视频案例库已7年；创新《伤寒论》教材，首次将《伤寒论》改为《伤寒学》，并提出"伤寒学"概念；独创《伤寒论》DVD教材······

经过三代伤寒人努力，尤其构建了基于临床辨证能力培养的"六梯级"《伤寒论》课程体系，即突出"一"个特色理念，在实践中诠释、运用和发扬伤寒，使之成为具有强大生命力的活体知识；独创"二"个资源基地，即广州中医药大学第一附属医院经典临床病区、全国经方班专家查房指导基地，成为教材与教学创新原创思想库；搭建"三"个运用平台，即课堂、临床、网络学习，丰富教学空间；融入"四"种学习方法，即ＰＢＬ教学、自主学习、讨论式学习与贯通学习，注入现代新的教学理念；拓展"五"级训练台阶，将中医经典教学由本科教学延伸至研究生、临床医师，形成本科早期 - 本科后期 - 硕士阶段 - 博士阶段 - 临床医师（继续教育）五阶段，搭建中医经典终身学习平台；构建"六"类成果推广模式，即平面教材、视频教材、网络教材、电视媒体、学术交流、图书出版。

为顺应新的社会需求，充分发挥高校教学资源优势，广州中医药大学经典临床研究所以包容、开放姿态，在全国聘任一批坚守临床、治学严谨、脚踏实地、专有所攻，有独到学术见解和理论建树的学者担任本所客座教授，以组建强大的经典师资库。目前已经聘冯世纶、刘方柏、余国俊、张磊、高建忠、张英栋等多位专家，旨在推动学术、推广经典、服务临床、资源共享。

由广州中医药大学经典临床研究所与中国中医药出版社联手，刘观涛主任通力策划，以广州中医药大学经典临床研究所、全国经方班为平台，汇聚海内外临床精英，着力推出"学经典、做临床、求创新"与时俱进、原创、现代版中医临床系列读本，既是经典教学内容与环节的延伸，也是高校与出版媒体"强强"合作的新尝试。

　　作者有前贤长辈，也有后学新人。他们秉承经旨，以鲜活的案例、清新的格调、全新的视角、独到的思维，解读经典，布诚"玩味"，共享"绝活"，实实在在，实用实惠。宛如一壶酱香"老酒"，一滴在心，回味无穷……

　　中医伟业顶天立地，中医经典源远流长，中医学术推陈致新，中医队伍辈有英才。

　　经典不朽！学术长青！是仲景之愿、中医之愿、中国之愿也！是以为序。

李赛美

笔于 2013 年 5 月 18 日

序

理、法、方、药，乃中医临床诊疗步骤之概括。方以载道，方从法立，法以方传，方有方规，药有药性，方药一体。方药既是沟通理论与临床之桥梁，亦是治疗的落足点。医圣张仲景之《伤寒论》《金匮要略》有"方书之祖"美誉，仲景之方以组方严谨，配伍精当，剂量准确，疗效可靠，而千锤百炼，垂青万世。从方药入手可谓把握住了临床的难点和切入点，并起到执简驭繁的作用，也是当今研究的热点之一。

《刘方柏临证百方大解密》秉仲景经方之学，采后世时方之妙，并融入个人心授"秘方"，设计颇具匠心。寓继承、创新于一体，经方、时方交相辉映。古方治今病，疗效彰显，既在乎方之伟大，也在乎人之精深妙悟。尤其自创方，承前贤传统理论之渊薮，融现代医学之新知，并经临床反复凝练，见解独到，娓娓道来；至真至实，鲜活有信！其和盘托出，与同道共享，境界之高远，实为本书一大亮点！

刘方柏教授，吾师也！首次相识是中国中医药出版社刘观涛先生推荐其来广州经方班，以及因于《刘方柏重急奇顽证治实》一书之拜读。刘师思维敏捷，气宇不凡，根底敦厚，疗效叫绝，让后学折服。于是又有了第二次、第三次……经方班之邀请和拜见。尤其2011年夏，因缘于峨眉山"四方会议"

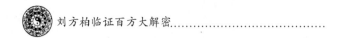

上，亲临感受刘师治家、育才，重和谐，善诱导，给人留下深刻的印象；而谈吐诙谐幽默，富于激情，妙语连珠，文采飞扬，也让人赞不绝口。

刘教授从基层走来，并受聘于广州中医药大学经典临床研究所。作为后学，敬之、仰之！在大作即将付梓之际，先睹为快，喜之、乐之！是书出版，仲景之荣，中医之幸，经方人之幸也！是以为序。

广州中医药大学　李赛美

2013 年 5 月 20 日

作者简介

刘方柏，生于 1941 年，主任中医师。

四川省十大名中医。全国优秀科技工作者，全国中医药专家学术经验继承工作指导老师，四川省干部保健专家，广州中医药大学等数所大学客座教授。

从事中医临床 50 余年，累计诊治病人 50 余万。长期从事仲景学术研究，近 30 多年来，致力于疑难病的系统研究。对重急奇顽病证具有独特的理论认识和丰富的治疗经验。

发表学术论文 80 余篇，编著、参编专著 10 余部。所著《刘方柏重急奇顽证治实》一书出版发行后，在中医学术界和患者中引起强烈反响，并被评为乐山市科技成果特等奖。

现供职于四川省乐山市中医医院。

内容提要

　　本书是作者从其 50 多年临床诊疗中，常用的上千首方剂中精选出的 100 首方。包括经方 50 首，自创方 10 首，时方 40 首。被挑选的条件，首先必须是作者常用、习用、拓展用、创新用，并久验其屡用皆效者。第二是照顾覆盖面，所选之方基本上能满足临床各科大部分病证的使用。第三是方便可行，皆无特殊制作要求和稀罕药物。对于经方中病机涉及面极广，临床用途极多，且又具系列的桂枝汤、小柴胡汤二方，则特别作了专题串讲。

　　每方在标明出处和列出组成药物及剂量后，深入剖析其药味组合的奥妙及剂量比例的意义。在此基础上明确其临床主治，一一列出其使用指征，并着力突出作者提炼出的其所主证候的特征性，且就这种特征性进行寻根究底的探讨，以保证读者在掌握其用法的同时，能明其机理。每方后都附有作者亲治病案，作为对机理的实践印证和临床的使用示范。

　　论述方法不拘一格，而总以随方说用、随证说理的临证讲述形式进行。彻底荡除了方剂书籍程序化的"八股"样说教。

　　全书立足于能让人"速成"这个基点，而又给人深入研究的理法。使初涉临床者，可照搬照用；谋求深造者，可作为桥梁和阶梯；而纵然久历临床自成一体者，也可试试不一样的解读和不一样的运用。

前 言

我写这本书，并把本书取名为《刘方柏临证百方大解密》，是基于以下想法：

第一，中医理论博大精深，中医书籍浩如烟海，导致中医成才周期太慢太长。而大学的"全方位培养"模式，毕业后从中医学生到中医生的质变，亦非两三年内即能完成。如何才能使这令人望而生畏的遥遥路程变得短捷，让成千上万的院校毕业者能在两三年内娴熟地应对临床，摆脱昔日"板凳要坐十年冷"的困境呢？从方证入手，也许便可达到这一目的。

第二，中医临床治疗是辨证论治，其落脚点是遣方用药。因而方药在临床不仅是按其功能作用、主治范围被遣用，也包含着遣方者对该方所主证候的理论解读。抓住方证即可上溯其理法，下究其药用。从而在逐渐熟练于临床的同时，从不同于院校由基础→药物→方剂→内科的新门径，深入到基础、经典等。这是一个从战争中学战争理论，在游泳中学游泳知识的学习方法。亦即边实践边研究理论的方法。

第三，实践证明，无论是普通的临床医者，还是炉火纯青的临床大家，一般都是在准确运用、拓展运用、组合联用和化裁使用经方、时方的同时，还会有一些自己摸索出的经验方。这些经验方发展到成熟阶段时，即是自创方。这种自创方，由于非刻意"创新"，而是来自千百次重复的实践验证，因而极具适用性和可靠性。自己从医 50 余年，在这方面也小有一些积累和体会。讲述出来传之后学，是一个老中医义不容辞的责任。早年我在学医时老师常说："十年能读出一个举人，十年难学出一个太医。"说明古人即使没有当今院校"全方位"培养，大量专业以外课时的挤占，专读医书，成才也是很漫长的。而近代医学大师张锡纯却一反常规，明确提出"三年期满，皆能行道救人"的人才培养目标。说明中医成才周期可以相对缩短，而普通临床医师的培养，更是不需十年八年。这有一个方法问题，而从方证入手进行研究，或许正是实现这种速度的方法之一。

这里，从我常用的方剂中选出 100 个，其中经方 50 个，时方 40 个，自创方 10 个。它们在数以万计的方剂中，尽管为数不多，但均有一定代表性。而尤其重要的是，都系我数十年临床中对原用历验不爽，其新用全属自我探索而得的有效方剂。因而，在具创新性和示范性的同时，更具适用性。熟练地掌握这 100 个方，是能够"三年期满，皆能行道救人"的。

全书突出了简、新、用三大特点。简，即力避泛论、套论和引论，简单明了，一看就懂。新，即每方都有新意。这些新意通过药物分析、方义新解、机理发掘、应用拓展或创新应用等加以体现，从而摆脱了同类方剂书籍多文献承袭的模式。用，即一学就会，一用即效。在每方都明确点出临床使用之着眼点的同时，列举验案，以作示范。

因此，本书特别适宜于中医临床工作者、中医院校学生和广大中医爱好者阅读。

目　录

经方篇（经方 50 个）

柴胡汤系撷要串讲

自创篇（自创方 10 个）

时方篇（时方 40 个）

再说方证。桂枝汤针对的病机为营卫不和，这是公认的。但这还不全面。因为它不能解释桂枝汤所具广泛作用的临床事实。而我们通过上述研究，在明白营卫阴阳血气一体关系的同时，深入认识了桂枝汤组合的奥妙后，则可顺理成章地将桂枝汤证的病机概括为：营卫失调、邪犯肌表；阴阳不和、失于固护；中阳不足、失于温养。从而将其作用概括为：调和营卫、解肌祛邪；燮理阴阳、调营护卫；助阳温运、畅旺血气。正是桂枝汤的这种作用，才使得它具有了广泛使用的机会。桂枝汤的作用如此宽广，而其核心治疗机理却可用一个字加以概括，那就是"调"。"调"，除了一般意义的调理、调摄、调养作用外，针对疾病而言，其调和、调治，首先包含了调解意义。而调解本身即是使发生问题之双方渐趋协调，重归和谐。

为进一步明确，更为了临床能执简驭繁，方便运用，现拟桂枝汤临床应用指征数条：

1. 恶风自汗。

2. 发热自汗，脏无他病，汗出如水而冷。

3. 心悸气逆。

4. 腹中冷痛。

5. 皮肤遇风起斑疹，或瘾疹遇冷加剧，久发不止。

6. 稍遇风寒即感冒，反复发作。

7. 脉缓、浮、虚、迟。

8. 舌苔薄白、薄黄，而总润滑。

上列前 6 条任一条，加脉舌象后均属桂枝汤证。临床只要符合者，无论四季感冒、虚人感冒、汗证、痹证、心悸、怔忡、喘证、奔豚症、慢性瘾疹、虚寒腹痛、虚劳低热、鼻衄、皮肤瘙痒症、冻疮、无脉证、产后疾病、妊娠恶阻等，均可使用。

在广泛使用桂枝汤的同时，一定要严格注意桂枝汤的禁忌证。其禁忌证为：

1. 发热恶寒无汗者。

2. 血证。

3. 素体阳盛阴虚。

4. 酒客家。

5. 湿热偏盛或痰浊中阻者。

6. 阳甚心烦者。

7. 脉疾、数、洪、大、弦实。

8. 舌苔干燥，或舌光剥或萎红者。

◎病案举例

这里举我临床正误病案各一例，以资说明。

例一：早年习医不久，根本不能综合思考，全面把握，对病机作出准确判断。一日，邻居宋姓中年妇女，身痛、头痛、寒冷而微有汗出，求我诊治。我当即开出桂枝汤加羌活、苍术、紫苏，1剂。令煎分三次一日服完。不料病人服下不久即鼻衄不止。细问病人得知，每吃生姜过多时即会鼻衄，望其舌干而偏红，乃知病人虽形体瘦小，而实乃阴虚阳盛体质。而我在用方时，不仅忽视了这点，甚至没有掌握其吃姜则衄的病史，造成误治。几十年过去了，而每当临床遣用桂枝汤时，总是以一种警示的心情想起。

例二：李某，女，67岁。每于夏日洗澡后即寒热不适，自感发热而又需披衣裹护。并于不知不觉中汗透衣服，急又换衣，如此三四次方渐趋平复。年年如此，以至夏日视洗澡为畏途。曾住院治疗不效。中医鉴于盛夏炎热，每以涤暑益气，敛汗固表为治，总不见效。三年前来我处就诊。症如前述，脉虚大而迟，苔薄黄。乃处桂枝汤加黄芪、炮附片，1剂效，2剂愈。后每年夏日发作，均来服药2剂即愈。

盛夏天热，慎用辛温，似属常理。而《温病条辨》出方第一条即明确提出"太阴风温、温热、温疫、冬温，初起恶风寒者，桂枝汤主之。"可见季节对桂枝汤的限制并不那么严格。不仅如此，夏日炎热，毛孔大开，汗液大泄，当此之时，虽瞬息沐风求凉，而内虚之人，却可仅在这瞬息之间，外风即内入而损伤营卫，形成太阳中风证，所以盛夏天用桂枝汤的机会是很多的。我们提出桂枝汤的使用指征，从某种意义讲，就是要纠正一些多余顾虑，使这首"滋阴和阳，调和营卫，解肌发汗之总方"（柯琴语）能最大限度地发挥其治疗作用。

关于桂枝汤的加减方、演变方，我们将继续讲。

桂枝汤加味方用

桂枝汤加减方甚多，这里仅选列数方。具体选列条件有三：一是其针对的基本病机仍未脱离桂枝汤的病机，亦即其病机尚未已然演变；二是药味增减均在一二味间，并未从药证方证上已经转到另一证候范畴；第三点更为重要，那就是都是我数十年临证中随时习用之方。它们是我治疗某种或某数种病时的首选，典型病例，比比皆是。

2. 桂枝加厚朴杏子汤

本方由桂枝汤加厚朴二两、杏子五十枚组成。本方《伤寒论》中出方两次。一为外感误治，一为外感引动宿喘。无论哪种情况都是在营卫不和的基础上出现了喘息见症。因而，这种喘必然是伴有汗出、恶风等症状的。明白这点不仅可具体确立该方的临床使用指征，也可很容易地识别本方与其他方所主喘证之区别。

本方适用于有汗出、恶风、头痛、发热、气逆而喘息不甚之患者。脉多浮缓，舌苔多薄白。

本方禁用于以下情况：

1.肺实肾虚之喘。

2.恶寒无汗，头身疼痛而喘。

3.饮邪内伏之喘。

4.邪热郁肺之喘。

5.大汗出而张口抬肩之喘。

本方属特效方加特效药的组方形式。桂枝汤所加之厚朴、杏仁起宣肺降气平喘之作用，决定了病位仅涉于肺。

◎病案举例

案一、肺炎

年前治一张姓中年男子，咳嗽寒冷发烧，胸部摄片为"肺炎"，经输液烧退咳减。但仍咳吐稀痰、恶风，自觉阴囊湿冷。呼吸气上涌喘息。诊为风寒犯肺，肺气上逆。处以桂枝加厚朴杏子汤：

桂枝 12、芍药 30g、炙甘草 10g、生姜 10g、大枣 25g、厚朴 30g、杏仁 20g。

1 剂症减，3 剂而愈。

案二、气胸

袁某，女，40 岁。自发性气胸住院，患者多次肺大疱破裂出现气胸，本次已入院数日，经置管减压，仍气促难卧，自汗胸闷不已，邀我会诊。脉细，苔薄黄。处以桂枝加厚朴杏子汤，加瓜蒌仁、薤白、儿茶，2 剂症大减，二诊服药 6 剂而愈。

3. 桂枝加附子汤

本方由桂枝汤加炮附片而成。是仲景为过汗伤阳而表不解者所立的一张处方。从理论上讲，是过汗耗气而伤阳与过汗失固而伤阴的阴阳亏损并存之证。而临床怎样才能准确地加以把握呢？只要掌握"大汗不止，畏寒怕风"八个字即够了。这种汗是冷汗淋淋而非热汗漐漐；这种畏寒是畏寒龟缩，畏风惧启门窗，而非"啬啬恶寒，淅淅恶风"，因而最易区别。这时救阳则阴津能复，但阳亡而津虽不伤，津也难继。所以炮附片用量宜重。

◎病案举例

昔年一友人之老母亲患病，初时身痛发热，咳嗽，于当地服药治疗，不料服完 3 剂药后，全身大汗淋漓。盛夏七月，紧闭门窗，缩于被窝内，还叫家人用毛巾衣物遮塞壁缝。邀我出诊，临屋时室内无一线光线，打开电灯后见其披裹厚被，语言难支，面色灰白，肤冷而汗出淋淋，脉虚迟，舌白而水滑。

急处桂枝加附子汤：

炮附片 30g、桂枝 12g、白芍 30g、炙甘草 10g、生姜 10g、大枣 20g、黄芪 30g、红参 12g。

令取 3 剂，每日 1 剂。

三天后，其子专程前来道谢。说服完 1 剂，当晚汗止安睡，3 剂服完，现已汗止身温，门窗全开，而穿单衣出户行坐了。

4. 桂枝加桂汤

本方为桂枝汤再加桂枝二两组成。

仲景《伤寒论》与《金匮要略》书中各以基本相同的条文出方一次。该方通过温通心阳、平冲降逆，以治心阳亏虚、肾寒气逆之奔豚气。本方仅加重桂枝用量，即改桂枝汤之功效为平冲降逆，说明桂枝此药具有独特的温阳平冲作用。利用这点，我们就可以将本方用于临床最为常见的心阳虚而致的心悸、怔忡等动悸冲逆性疾病。

因此，桂枝加桂汤的临床使用指征，可以标示为：

1. 气从少腹上冲心胸，发时痛苦不堪者。

2. 各种不明原因心悸，唇淡而畏寒者。

3. 各种原因导致的心功能不全，而见心悸、胸闷、胸痛、肢冷、唇微发绀者。

本方切不可用于肝气横逆致气上撞心之厥阴证。另外，举凡阳明腑实、水热互结等导致气机阻逆之浊气上逆证，以及阴虚阳亢而悸者，皆严禁使用本方。

◎病案举例

张某，男，52 岁。因阵发性心跳加快，发时微感气急、胸痛。寒冷或精神刺激可诱发，每发持续数分钟至数小时不等，病程已 10 数年。而两年前均是偶发，近来却不断加频加重。发作时心率可达 200 次 / 分，心电图示室上性心动过速。辗转多处中西医治疗，但都未能很好控制。来诊时面白少华，气微急，微汗，心悸不安，脉疾细无伦，舌微黯，苔薄白水滑。

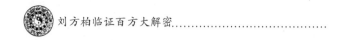

据证分析，其心悸而汗出，是心阳不足，脉疾滑至无伦，乃肾阳欲绝，肾虚阴寒逼肾阳浮越。急以桂枝加桂汤加味：

桂枝 20g、白芍 30g、炙甘草 12g、大枣 20g、生姜 15g、磁石 30g、龙齿 30g。

上方服完 1 剂，心悸渐平，汗出亦止。服完 3 剂，已如常人来诊。后患者视本方为救命方保留。凡发现有复发倾向，即自购 2 剂服用，一直未再有大发作。

5. 桂枝加龙骨牡蛎汤

该方由桂枝汤加龙骨、牡蛎各三两而成。（与桂、芍、姜同量，均为三两。）

原方仲景用治男子失精，女子梦交，且将其放在"血痹虚劳病篇"讨论，足见其具有的温益性质。而临床男子遗精原因甚多，宜用本方之久遗致虚，且已见腹急阴冷，脱发脉芤之遗精患者极为少见。而女子梦交来诊者，更为少见。因而临床完全依照条文精神使用的时间不多。而因桂枝汤具有的广泛适用性，所加的龙骨、牡蛎具有的良好收敛固摄性，使本方有了广阔的使用天地：那就是证偏虚寒，而病见遗精、自汗、盗汗、妇人带下等任何一症的患者。这些患者中若兼有汗出，微喘，或微悸者，更为本方之确证。其脉舌指征为：脉虚、迟，舌苔薄白而润。

◎病案举例

如郭女，36 岁。带下质稀，无臭味，小腹阴冷不适，头昏乏力，性欲淡漠，乱梦不断，心悸，微微盗汗，腰酸痛，脉虚缓，苔薄白。病程已近一年。前医曾用健脾运湿，温补肾阳等药数十剂，仅稍见减轻，而不见大效。经友人介绍来诊。据证处以桂枝加龙骨牡蛎汤加鹿角霜、山药，3 剂诸症减，坚持服药 30 余剂，完全康复如常人。

6. 黄芪桂枝五物汤

本方由桂枝汤去甘草，倍生姜，加黄芪三两而成。为仲景治疗血痹之专方。血痹是如何造成的呢？养尊处优之人，形盛体衰，稍动即汗出，而此时虽偶遇微风，则可导致。血痹的主要症状即为麻木不仁，可有疼痛，而总是麻重于痛。

本病的病机为阳气虚弱而受风邪，风入于血而生闭阻，痹而不行而致麻木。

仲景针对这种病机所定的这个方太妙了！它首先体现了虽病在血，而当治气。这一方面是阳虚而得之病，当以助阳而治之；另一方面，本"血气者喜温而恶寒，寒则泣而不行，温则消而去之"的经旨，用温通而行血之法。全方以黄芪补气，而助桂枝行血。去甘草在于血痹宜速通而不宜甘缓。尤妙在加重一倍生姜，使其辛通宣散。温经利滞的作用大大加强。从而使该方具有温阳气以引邪外出，运血滞以流动脉络，重辛通以宣散痹阻，逐邪气而营卫复和之祛邪安正作用。

这种阳虚风入血痹的病机，决定了其症状表现，当然同时也就决定了黄芪桂枝五物汤的使用指征：

1. 局部（尤多上肢）肌肤麻木伴轻度疼痛。

2. 病程一般非经年累月，而以新发为多见。

3. 不伴局部肿胀等形态改变。

4. 脉多微涩，苔多薄白润滑。

◎病案举例

如赵某，男，52岁，商人。近年生意红火，已成巨富，终日泡在高档酒楼里，体胖腰圆。一日席间醉倒，友人将其扶卧沙发上，正置空调风向。醒后感左上肢不适欠灵，自行甩摇后稍适。三天后左上臂外侧如掌大部位麻木，轻度疼痛。前来就诊，据证处以黄芪桂枝五物汤加桑枝30g、北细辛10g，3剂而愈。

7. 小建中汤

本方虽仅为桂枝汤加药一味而成是，而其主治功能却大为不同了。全方由桂枝汤倍芍药加饴糖而成。此方君药已为饴糖，臣药为芍药。其立方宗旨则为甘温补中益损，酸甘益阴缓急。其功能也随之变为温养中脏，补虚和里之纯内损用方。而中阳虚损所致见症很多，所以仲景在《伤寒论》和《金匮要略》中用了五个条文加以列述。用以治疗悸、衄、痛、烦、黄、遗精等见症。虽然如此，由于上列诸症病因多端，真正符合本方所主证型的并不多。而唯独里虚失荣，拘急腹痛最为本方温中缓急功用所宜。所以，无论古今，本方在临床多用治脘腹疼痛。

这种疼痛具有以下特点：

1. 其痛绵绵，喜温喜按，时发时止。

2. 或见阵发性拘急剧痛，轻按不适，而重按反不拒，但绝无反跳痛。

3. 病程常较长，多伴见面白少华、小便清长、心悸神疲等症。

4. 脉弦、迟，舌质淡、苔薄白而润。

◎病案举例

吴某，女，34 岁。腹痛绵绵，喜温手按压，痛时感腹中冷气串动，痛剧时每有欲呕感。脉弦，苔薄白。证为中阳不足，失于温养，寒凝拘急，肝木乘脾。本例病机正合专于温中缓急之小建中汤的临床主治。立即处以桂枝 12g，白芍 40g，炙甘草 12g，生姜 12g，大枣 20g，饴糖 100g（烊），胡芦巴 20g，小茴香 10g。先煎诸药三次，每次煎成一小碗，混匀，兑入烊化之饴糖，分三次一日服。服完 3 剂疼痛基本缓解，再服 3 剂疼痛完全得止，且后未再发。

桂枝汤演变方方用

桂枝汤演变方，指疾病在发展进程中，由于患者体质差异、邪势强弱、治疗当否、受邪部位、病程长短等诸多内外因素的影响，病机已发生了变化，再用桂枝汤已不对证，根据新情况而在桂枝汤基础上所立的一些药方。这些药方所针对的病证多由营卫气血受损所致，亦即它们的病理基础仍与桂枝汤证紧密联系，无法分割。因此，仲景在立这些方时，既针对新的病机，而又总不离调气血、和营卫、益亏损的桂枝汤证基础治疗原则。正是基于这种情况，我们将这类方称为桂枝汤演变方。正确使用这类演变方，不仅是对桂枝汤证机理深入认识的临床体现，从某种意义上讲，是对仲景临证思维的一种循序触摸。

这种演变方很多，而基本都是在桂枝汤原方基础上合方或加味而成。如治正气见损，微邪郁表之桂枝麻黄各半汤；治冲任虚寒，少腹瘀血之温经汤；治阴阳阻痹，风湿内犯之桂枝芍药知母汤；治气血亏虚，心阳受损之炙甘草汤；治血虚寒凝，手足厥冷之当归四逆汤；治虚劳不足，风气百疾之薯蓣丸等。

现分别讲述如下：

8. 桂枝麻黄各半汤

本方为桂枝汤、麻黄汤两方合用，而仅各取三分之一量组成。是一首发表轻剂。其所针对的病机是正气略虚，微邪郁表。具调和营卫，疏表达邪的作用。

本方针对的病位在表，病程较长，正气微虚，而邪气也微。由于病久、正虚、邪微三大特点，决定了不任麻黄汤攻表。而又肌凑闭塞无汗，不宜用桂枝汤。故两方合用，而取轻量以疏表达邪。

通过以上分析，可以看到本方除适用于部分偏虚感冒患者外，更多的是用来治"以其不得小汗出，身必痒"的皮肤瘙痒症。

经验证明，这类瘙痒，具以下特点：

1. 病程较久。

2. 无汗或极少汗。

3. 有轻度气血亏虚表现。

4. 有轻度面红，口干，烦，大便不畅等微热现象。

5. 皮疹轻微或无皮肤斑疹。

6. 脉弦细数。

临床凡见以上表现之皮肤瘙痒患者，不论是荨麻疹、老年性皮肤瘙痒症、皮肤毛囊阻塞症、无汗症等任何原因所致，皆可放胆使用。不可囿于"燥易伤血"，"汗易伤津"，"风易助燥"等而丢弃了这一治痒高效方的使用。

当然，对于血燥、热毒、风热壅盛、阴虚阳亢之皮肤瘙痒是禁用本方的。

◎病案举例

兹举临床验案两例：

杜某，全身皮肤瘙痒半年，无斑疹结节，皮肤干燥无汗，抓破溢血，久经中西治疗无效。观其舌脉，黄黏苔满布全舌面，脉细数。辨证为邪气久郁肌肤，血虚而生风燥，以桂枝麻黄各半汤合四物汤加味。服完 3 剂复诊，瘙痒大减，仅偶感某处微痒，续用 3 剂痒止。后三五月偶有小发，以上方两三剂即止。

又如李义，男，73 岁。腰臀部泛发粟粒样丘疹，瘙痒，局部发热，长期无汗，因已持续不止五年，致腰臀部呈大片陈旧性紫斑。据其身痒无汗，感热等邪气久郁肌肤病况，仍以桂枝麻黄各半汤加味。服药 3 剂开始见效。持续服药一月余，腰臀部得以汗出，疹退痒止。

9. 温经汤

温经汤方在临床的重要意义，不仅因它是"调经总治之方"，还因它对崩漏、痛经、不孕、经闭等妇科疾病具有的不可取代作用。单就调经而言，它能起到经少能通，经多能止的双向调节作用。故可以说是妇科起手第一方。

全方由吴茱萸三两，当归、川芎、芍药、人参、桂枝、阿胶、丹皮（去心）、生姜、甘草各二两，半夏半升，麦门冬一升（去心）十二味药组成。

仲景在方后特别注明"亦主妇人少腹寒，久不受胎，兼取崩中出血，或月水来过多，及至期不来。"我在研究此方时惊奇地发现，《金匮要略》载方 253 首中，方后另加"并治"、"亦主"者，仅本方与《古今录验》续命汤两方。仲景用这种极少采用的方后补列主证法，在极大地拓展了本方使用范围的同时，也昭示了他对本方的特别看重和着力推荐。

全方针对冲任虚寒，寒滞血瘀的病机，辛甘酸甘同用，温补滋益合施，辛通以助阳气，行血而散瘀滞。共同起到补益气血，温固冲任，通脉和阳，调经祛瘀的作用。

温经汤作用广泛，而其证候的基本特点却不离虚、寒、瘀。因而其方的作用基点就总在温、补、散。因为温而才能行，温而才能益，温而才能散，可见"温"又是全方的主旨。但这种"温"，不是简单的"寒者热之"，而是通过巧妙配合后，综合发挥温补、温养、温润、温散和温通等作用完成的。

这里需要特别提出的是吴茱萸、麦冬、半夏三味药。为什么呢？因为调经之方多用血分之药。而此三味均非血药，出现在本方里似乎不太协调，以致不少医者，包括我自己早年用温经汤时常去掉这三味药。殊不知这正是仲景匠心独具之处。该方非吴茱萸浓烈的辛温性味相助，桂枝通阳之力则不够；非麦冬甘润而长于治虚劳客热之助，则芍药、阿胶滋润以除郁热的力量不足；非半夏之和中下气相助，则诸药辛温而不耗散，甘润而不碍阳的协调效力不高。因而，它们是实现"五温"的要素之一，当然也就是温经汤能广泛治疗多种疾病的要素之一。

临床实践要求我们在把握方证时，应用面越广、作用机理越复杂的方，越要抓住几个明确要点。这样才不致辨证时似自觉清楚，而选方时却心无定法。

那么温经汤的应用指征是什么呢？回答只有一句：凡冲任虚寒加上瘀血或郁热者，皆可用之。

◎病案举例

如陈女，30岁。因三度人流后痛经。经期尚准，而每于经前则不适，经行前两日小腹疼痛，必以热手按压方感舒适。痛剧时须热敷烫熨，经量少色黑，腰痛绵绵，唇干口干而不欲饮，面白少华，平日白带清稀，量偏多。脉沉，舌淡苔薄白。证属冲任亏虚，寒客胞宫，脉阻血瘀，虚寒相抟。处以温经汤加味：吴茱萸10g，川芎12g，白芍30g，炙甘草10g，当归10g，红参10g，阿胶10g（烊），桂枝12g，丹皮10g，半夏10g，麦冬20g，炮姜10g，凌霄花15g，鸡血藤30g。服药3剂痛止，小腹冷感消失，而尤使患者惊喜的是精神转旺。患者充满治疗信心，每月经行前一周，来服药3剂。坚持3个月后，诸症消失。

10. 桂枝芍药知母汤

桂枝芍药知母汤是一首治久痹的方子。原方由桂枝四两、芍药三两、甘草二两、麻黄二两、生姜五两、白术五两、知母四两、防风四两、附子二枚（炮），共九味药组成。临床只要掌握两大要点就可以遣用了：

1. 病程迁延，经年累月。

2. 全身多处关节疼痛。

而为了全面把握，准确使用，还需记住三个重要参考指征：

1. 关节变形。

2. 下肢浮肿。

3. 身体虚弱，消瘦。

该方所主之证，首因肝肾亏损，邪气外入而得以留驻。邪气盘留而正气日消，这就导致了内犯之邪浸注筋骨，流注关节，痹阻气血运行，日渐阳虚湿甚等风湿上犯、中阻、下流的病理变化，表现出上述诸症。

该方以桂枝汤和血气而护正，用麻黄、防风以通阳驱邪于表，重用白术以除湿宣痹，用附子以温经复阳。方中用一知母，人们多以清热解释，其实本方所主之证一般无热象。仲景将它用在这里完全是遵《本经》对知母有"除邪气，肢体浮肿，下水，补不足，益气"等功能。

明白了该方立方主旨及其病机、症状后，我们就可以不受"历节风痛"的限制，而将该方用以治疗类风湿性关节炎、风湿病、鹤膝风等多种疾病。而临床中，有一种特别的症状表现需要提出，那就是病人感到肿大的关节与消瘦的身体好像脱离了一样。这种仲景称之为"脚肿如脱"的症状，是该方使用的一个特异性指征。

◎病案举例

雷某，男，65岁。四肢关节疼痛多年，夜间十指僵硬，两小时左右方缓慢消退，指关节多处压痛，明显变形。曾多次查血沉、类风湿因子、抗"O"等均明显升高。持续服激素半年余，仍未控制。现仍疼痛甚剧，夜间须起床行走，白日无法劳动，急求中药解决。先以乌头汤加附片、乌蛇等。服6剂痛大减，能入睡。改用桂枝芍药知母汤加乌蛇、雷公藤。药后诸症递减，服至30剂，除关节之变形外，痛胀皆止。

11. 炙甘草汤

炙甘草汤是一张治脉结代，心动悸的重要方剂。由于脉结代、心动悸在心脏众多功能性疾病、器质性病变中都可出现，因此临床运用机会颇多。又由于其用七分阴药以生血补血，用三分阳药以温阳推运的组合，适用于心脏以外的很多疾病。因此，临床使用频率极高。不仅如此，它集多种阴柔之药于一体，且以突破常规的用量加以使用的救阴法，为温病学家所高度重视。因此，吴鞠通在此基础上化裁出一甲、二甲、三甲复脉汤、大定风珠、救逆汤等六个有名方剂，这又使本方具有了一定的"母方"地位。

对于这样一张有着多重意义的临床用方，必须作一些"刨根问底"的讲述，方能在临床对证使用、灵活应用和扩大应用。

本方的使用，关键在于弄清两个问题。第一个是脉结代和心动悸的关系；第二个是该方剂量组合的特殊意义。

先讲第一个问题。脉结代是因为气血衰微，血液不能充盈脉管，阳气无力推动血行。或邪气阻滞，而心脏又无力激动血脉，令脉不循常数而动。因此，其病理本质为心血亏虚，匮于灌注；心阳虚衰，无力推运。而心动悸又是怎样发生的呢？仍然是由于心血亏虚，心失所养，心阳虚衰，无力固护。在此失养无固的情况下，心能不动悸吗？由此可以看出，脉结代、心动悸表现不同，而病因病机皆一。这就明白地标示了炙甘草汤的临床运用原则——不必二症同在，只要任见一症皆可施用。

第二个问题，是该方组合的特殊意义。

这里有三个问题：第一是三分阳药与七分阴药相配，说明该方所主之证以阴血亏虚为侧重。故以补阴血为主，而只以少量阳药以温阳配阴。第二，本方治心动悸，而桂枝乃平动悸之特效药，但在此既不以之为主，用量又还不及生地之一半，也说明此动悸证偏阴血亏虚。第三，本方创下了两药用量之最：一为大枣30枚，一为生地1斤。反映了仲景在用二药滋阴养血的同时，看重了大枣所具的助脉强神作用，和生地所具的"主伤中，逐血痹"、"通血脉，利气力"的作用。而采用超常量用法，也意在使阴血速生。可见，阴血亏损是本证的根本。而使阴血尽快充盈是本方的治疗目的。本方以清酒与水各将近一半的比例煎熬，在于防阴药凝滞。利用清酒慓悍之性通利经脉，使药性速达病所，而自身却迅速挥发，完成载体与运具作用。

在明确以上诸点后，我们就可为炙甘草汤的临床使用列出具体指征了：

1. 心动悸不安，心神不宁。

2. 脉结代，或细弱，或虚数。

3. 阴阳气血亏虚，而以心阴血亏虚为重者。

4. 舌淡少华，或舌稍红偏干。

凡前 3 条任一条加舌象，无论伤寒、温病、杂病，皆可施用。

◎病案举例

顾某，女，39 岁。半年前感冒后出现心悸，心电图显示：偶发室性早搏。前医投以炙甘草汤（一般常规用量）数剂，似稍效而未止。近两月来心悸时止时作，渐感胸闷气短，神疲，且心悸次数加频。心电图示：频发室性早搏，呈二联律。西医以病毒性心肌炎治，见效不大，遂来就诊。心悸不宁，胸闷气短，倦怠懒言，头昏心烦，面黄少华。舌淡红微干，脉细数而不定数中止。证属阴血亏损，心阳受伤。处以炙甘草汤加味：炙甘草 15g，生地 100g，白人参 15g，桂枝 12g，麦冬 30g，生枣仁 30g，大枣 50g，阿胶 10g（烊），生姜 12g，磁石 30g。

上方以冷水 1000ml，白酒 200ml，同浸半小时后，文火煎熬 1 小时。兑入已烊化之阿胶，混合后分三次一日服。

服完 1 剂，当晚诸症均感减轻。再服 3 剂，诸症悉除。后以十全大补汤巩固，服 6 剂后停药。

12. 当归四逆汤

当归四逆汤由当归三两、桂枝三两（去皮）、芍药三两、细辛三两、甘草二两（炙）、通草二两、大枣二十五枚（擘）等七味药组成。该方针对的病机较为单纯，即血虚寒凝。但有两个重点需要掌握：一是由于寒凝部位的不同，可表现出多种临床见症，二是既已寒凝为何不用姜附。

本证以手足厥寒，脉微欲绝为特征。而造成该证的原因却是由于阴血不足，再感寒邪，血液凝涩，四肢失于气血温煦，因而厥冷，脉微。而由于血液是流行之物，凝于何处，即见何处见症。若凝于四肢经络，则指趾红紫苍白互见，麻木，疼痛，胀肿，甚至发展为阴毒脱疽；凝于腹络则腹中冷痛；凝于肝络则阴囊睾丸冷痛；凝于胞宫则经行腹痛，月经后延，不孕。由此，我们则可以反推出当归四逆汤的临床应用病证：

1. 血虚寒凝而致的四肢厥冷。

2. 肢端动脉痉挛症。

3. 血栓闭塞性脉管炎。

4. 阴寒腹痛。

5. 睾丸肿痛。

6. 痛经，月经后延。

7. 不孕。

8. 缩阴症。

9. 冻疮。

10. 脉微细、迟细，舌质淡润少华。

那么，本证既为寒凝，为什么不用姜附，甚至在"内有久寒"时都不用附片、干姜，而用当归四逆加吴茱萸生姜汤呢？这是基于病机和药性两点。本方名当归四逆，当归为补血圣品，冠于四逆前，说明此四逆非气郁厥逆或阳衰阴盛厥逆，而是血虚所致之厥逆。治疗这种厥逆，只能养血温通。附片、干姜辛热燥烈，为纯阳之品，劫阴耗血，所以不宜使用。即使在内有久寒时，亦只宜用性味辛苦之吴茱萸从上达下，加生姜从内发表，以通散阴阳阻隔。

临床证明，用好本方，对上列诸证具有良好的疗效。

◎病案举例

如祝某，女，39岁。天冷则趾指忽而苍白，忽而青紫，且有胀麻伴针刺样痛，历数小时方缓慢恢复。病程已3年，初时仅冬季数日一发，或浸泡冷水后始发。近一年来稍冷即发，入冬以来，更是每日必数度发作，且症状日重，故来就诊。症如上述，患者更兼乏力、心悸、面少色泽，脉迟细，舌淡苔白。诊为阴血亏虚、阳气衰弱、血虚寒凝、失于温养，以当归四逆汤加味：

当归 15g，桂枝 15g，赤芍 15g，北细辛 10g，炙甘草 10g，川木通 10g，大枣 20g，鸡血藤 30g，雷公藤 10g，路路通 30g，乌蛇 10g。

每日 1 剂，前三煎分三次内服，药渣作第四煎，趁温浸泡手足。

5 剂见效，20 剂后停止发作。再用 10 剂巩固，多年来未再复发。

又如姜某，离休老干部，身患冠心病等多种疾病，于一个月前住入某"三甲"医院。住院中渐感双肘及双膝以下冰冷，中西治疗无效，患者难以忍受，自行来我处求治。扪其手足冰冷，诊其脉细而难察。断为素体血虚，复因寒邪凝滞，气血运行不畅，肌肤失于温养之血虚寒凝证，处以当归四逆汤原方 2 剂。患者尚未服完，次日来到诊室，喜形于色地说，昨日药服下一次就觉得手脚有温暖感，服下两次，当晚即手足温暖而安然入睡，现仅右足趾尚冷。嘱将余药服完再诊。后家属专程来告，服完 2 剂，四肢温暖如常。

13. 薯蓣丸

本方在理论研究和临床应用中都相对较少。全方由 21 味药组成。也许因为它不像其他经方组合精干，人们怀疑非仲景方；也许因为药味庞杂，缺乏特异性针对；也或许由于以 100 丸为一疗程，难于坚持。因此，用之甚少。

然而，我认为本方具有很大的理论发掘和临床应用价值。首先，它能治的是虚劳"诸不足"，而其他任何方都只主虚劳某一证；能治"风气百疾"，而非某疾，这就决定了它对一切虚劳病人所具有的广泛使用价值。在极为重视治未病的今天，它对广大亚健康人群是极宜使用的一个方。第二是该方体现的治疗思想。它以入脾肺肾而善于"益肾气、健脾胃"（《本草纲目》）之山药为君，集善于补气和善于补血的诸多药物于一体，体现了补虚必着重后天脾胃，兼顾先天的原则。而以疗程形式的久服方法体现了积渐收功的慢性病治疗原则。第三是方剂学意义。该方在以善调阴阳气血的桂枝汤为基础的同时，匠心独具地选用了补气药、补血药、祛风药和调剂药等四类药共同组合，不仅开辟了正虚邪恋性疾病，应以扶正祛邪为治的治疗大法，同时直接开启了后世四君子汤、四物汤、八珍汤、十全大补汤等补益方的组方法门。至今未失其补益剂母方的榜首地位。

该方适用于：

1. 精神欠佳，活力不够。

2. 食欲不佳，神疲肢软。

3. 头昏目眩，虚劳咳喘。

4. 腰背烦疼，遗精失血。

5. 心虚惊悸，咽干唇燥。

6. 经少色淡，性欲下降。

◎病案举例

张女，33 岁。初因生气，渐致纳谷不香，大便稀溏，睡眠欠佳，少气懒言。如此无大苦而总感难受不适。曾更数医，皆以六君、柴芍六君、参苓白术散等，均似效非效。又自购逍遥散、四磨丸等服，也不见效。如此迁延两年多，上症未除。近半年来更增动辄气短汗出，心神恍惚，身痛头昏。来诊时见其神情淡漠寡语，脉细缓，舌淡，苔薄白。当即处以薯蓣丸加减：

山药 50g，当归 10g，桂枝 10g，炙甘草 12g，白芍 15g，大枣 20g，白人参 10g，茯苓 10g，炒白术 12g，川芎 10g，熟地 20g，黄豆芽 15g，百合 30g，柴胡 10g，桔梗 10g，干姜 10g，防风 10g，白蔹 10g，建曲 15g。

水煎，日 1 剂。

服完 6 剂来诊，食谷已香，到时知饥，入睡较好，诸症均有减轻。药已对证，再服 6 剂，症大部消失。后用上方 6 倍量，做成蜜丸 120 粒，令早、中、晚各服 1 丸。服完后康复如常人。

本方对一些长期处于不适不宁亚健康状态的人，有着令人满意的疗效。这在当今社会里，使用的机会是很多的。如李某，男，28 岁。3 年前患急性黄疸型肝炎，经过治疗，黄疸及肝区胀痛等症消失。但长期头昏，睡眠不好，便稀纳差，稍多食即嗳气脘痞，心悸气短，终日倦怠神疲。三年来多次查 HBV 血清标志物为"小三阳"，肝功能除转氨酶偏高外，其余指标未见异常。而患者总惧肝病未愈，不断四处投医，曾先后延请多名中医诊治，又注射干扰素 3 个月，上述症状总不见好转。观其面色苍黄少华，脉虚细，苔薄黄，证属肝脾心三脏受损，阴阳气血皆不足之虚劳证，处以薯蓣丸。服药 5 剂后来诊，精神好转，头昏气短等症状减轻，治疗信心大增，守方服药两个多月，

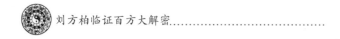

复查转氨酶正常，诸症消失。

14. 麻黄汤

麻黄汤是仲景用治伤寒太阳表实证的代表方剂。基本病机为卫阳外闭，营阴内郁。本方的临床使用，一般认为是脉紧、无汗、喘、身痛"四大指征"。而这四大指征是否都可作为独立指征使用，抑或还有没有更具体的使用指征呢？要回答这两个问题，必须切实地回到临床。临床脉象是判别证候的重要依据，一些时候甚至是决定性依据。而在使用麻黄汤时脉紧或脉浮紧都不能作为决定性依据，因为离开了无汗、喘或身痛是不会仅凭这种脉象给病人开出麻黄汤的。因此，"四指征"任一项都难于作为独立指征使用。而"四指征"又是否必须齐全才能用麻黄汤呢？也不是。因为脉紧、无汗，只要再加任一症就是典型的麻黄汤证了。不仅如此，仲景还提出了"头痛发热，身疼腰痛，骨节疼痛，恶风，无汗而喘"的被后人称为"麻黄八症"的条文。这样，就可以将麻黄汤的指征表述为：

1. 头痛发热。

2. 身疼腰痛。

3. 骨节疼痛。

4. 喘。

以上任一症加上脉浮紧，无汗。

麻黄汤由麻黄三两（去节）、桂枝二两（去皮）、甘草一两（炙）、杏仁七十个（去皮尖）四味药组成。由于四味药的药性皆温，且除炙甘草甘温外，其余三味皆性辛温，发散力很强。因此，这个方临证时在两种情况下最为犯难。

第一是空调伤寒，伤寒温病都属于时令病，盛夏是温病中的暑病高发节令，暑病以多汗为临床表现因而忌汗。它们中纵然出现恶寒无汗者也必兼脘痞、呕恶、舌苔黄腻等暑邪兼湿或暑湿兼寒证候，当用涤暑利湿为治，断不能用麻黄汤。而正是在盛夏，在空调极为普及的今天，多了一种特殊证型，这就是空调伤寒。它因直接感受风寒，阻遏肌表，造成无汗恶寒，全身疼痛、喘咳等症。此症虽出现在盛夏季节，而却感发于"人工冬季"，与伤寒之太阳表实证发病机理实质相同，故切不可因"夏日无伤寒"而畏用麻黄汤。

◎病案举例

如王某，39 岁。7 月 30 日来诊，身体敦实，三日前与友对饮，半醉方归。回家打开空调后倒床熟睡，次晨起床后头痛项强，全身疼痛，无汗，身紧束感，恶寒添衣。自以感冒清、藿香正气水等服用，分毫未减，遂于今日来诊，查其脉浮紧，苔白稍厚，处以麻黄 12g，桂枝 10g，炙甘草 10g，杏仁 20g，苍术 10g，羌活 10g。1 剂微汗症减，服完 2 剂，全身汗出，诸症悉除。

第二是麻黄汤证兼见衄血时能否使用。提出这一问题是因于这两点：一是仲景既有"伤寒脉浮紧，不发汗，因致衄者，麻黄汤主之"，又有"衄家，不可发汗"，"亡血家，不可发汗"的看似矛盾的条文；另一点是，凡见衄血，临床多用凉血止血、益气摄血等法，而一般是禁用辛温耗散之品的。

其实这个问题仲景本身已做了明确的回答。所谓"家"，多数情况下都可以理解为"经常"。这就是说经常衄血的人，或有着经常出血致亡血已多的人，是不能用麻黄汤的。而对于感受寒邪后，因没有及时用麻黄汤发汗，邪气不得发越，阳旺而迫血妄行，出现衄血时，不仅不禁用麻黄汤，反而应当责之用晚了。这是因为血与汗同由营气以化，同源而异名，心主血，汗却是心之液，血与汗同主同源，故《内经》对血和汗在病理情况下的紧密关联，以"夺血者无汗，夺汗者无血"加以概括。说明在出现麻黄汤证的同时，若见少量鼻衄应当及时用麻黄汤。临床甚至将衄而证解的邪随衄去，同汗出邪随汗解一样做解，将这时的衄，径直称为红汗，就是对这种病理机转的揭示。

然而衄血时用辛温发汗，毕竟是一种变异治疗，需严格掌握时机不可误用。

其指征为：新病，表实证在，同时见到少量衄血者。而举凡一切邪已入里，病程已久，衄血不止，舌燥咽干，溲黄便秘等，是绝对禁用麻黄汤的。

◎病案举例

如方某，男，46 岁。前日途中突遇风雪交加，返家自饮姜汤一碗驱寒，次日感头身疼痛，发热恶寒，气急无汗，咳嗽流涕，又自服九味羌活丸数包，今日起床头身疼痛似有减轻，但双鼻孔缓慢滴血遂急忙来诊。观其形寒畏冷，按之微烧，测体温 38.2℃，诊其脉紧数不宁，舌苔薄白，断为外感风寒，邪气阻遏，失于发汗。机体以"红汗"形式发散邪气，虽然不少病人可以因"红汗"而自愈，但本例脉浮数中有种不宁感，恐邪势太盛，未得大汗发越而导致大量鼻衄，遂急以麻黄15g，桂枝10g，杏仁25g，炙甘草12g，紫苏15g，荆芥10g，急煎后分两次一日服。服后用厚被覆盖睡卧，务使全身汗出。次日患者云服药仅一次，躺卧一小时许，全身汗出，缓慢减去被盖，约两小时后起床，诸症若失。

15. 麻黄杏仁甘草石膏汤

本方由麻黄汤去桂枝加石膏而成。仲景在太阳病篇中用两个条文给出了同样的三个使用指征，那就是汗出、喘、无大热。

以四药之方疗三症之病，其组方简洁，主治清楚，似乎不存在使用上的问题，但有一个机理问题，必须彻底弄清才能放胆使用。那就是有汗不得使用麻黄，而本证"汗出"是主症，无热不得用石膏，而本证明确标明"无大热"。这不犯虚虚之戒吗？但若是无汗而喘，用石膏又岂不犯无汗不得用石膏之禁吗？

要明白这个问题，必须对本证的病机进行探究。造成"三症"的原因是：邪气内传于里，壅遏肺气而致喘，肺热蒸迫而致汗出，邪气内入，故表无大热。所以本证根本问题是肺气阻遏，邪热壅滞。其治法也只能是宣通、清热、降气。因而这时的汗出和喘都只能通过开泄肺气，清热透邪，才能得以解决。而麻黄为肺经专药，不仅功长开皮毛，宣肺气，而且李时珍明确指出"麻黄乃发散肺经火郁之药"。石膏辛甘大寒清热透邪，二药联用正合上述病机。因此这里的麻黄通过驱邪反能止汗。这里的石膏不针对表热而清透里热也能止汗。这是典型的驱邪安正，治病求本。

以上分析，还可以从麻黄杏仁甘草石膏汤的分量上更清楚地看到。该方麻黄用量，反重于解表发汗峻剂麻黄汤一两，可见邪壅肺气之重，而石膏倍于麻黄更说明邪热迫肺之急。杏仁较麻黄汤减少20个，说明气逆而喘，只是本证的并见症，而邪壅热迫才是其病机的关键。

在明白了这些道理后，我们就可以为麻黄杏仁甘草石膏汤的临床运用提出指征了。

本方具有宣通降逆，清热泄毒，祛痰平喘，止咳退烧的功能，因而是一首具抢救作用的方剂。无论伤寒、温病、杂病，只要其主要证候为邪热壅肺者，无论大叶性肺炎、支气管肺炎、百日咳、过敏性哮喘、烂喉痧、麻疹，乃至头昏鼻渊等，均可使用。且在使用时只要认准邪热壅肺，不必刻守汗之有无和热之高低，因为这受病程、体质等因素影响。

忆上世纪 60 年代，我工作之地麻疹流行，除儿童外，20 多岁的年轻患者不乏其人。且这些年轻患者形体壮实，高烧、咳喘和出疹程度普遍都重于儿童，其中不少为合并肺炎者。他们常高烧不退，喘促烦躁，咳嗽头痛，鼻翼煽动，气憋胸闷，脉急数或洪滑，舌苔多黄而偏干，呈现出一派麻毒炽盛，热邪壅遏之象。更有甚者，个别患者由于毒邪太重，治不及时而呈麻毒内陷趋势。此时立即给予足量之麻杏石甘汤治疗，都收到了高于其他治法的奇异效果。

◎病案举例

如一彝族青年，25 岁，身体壮实，在民兵集训时感染麻疹。当时已发烧四天，头身玫瑰疹相继出现，患者咳喘口渴，抓起水瓢急饮冷水一瓢。不久即喘息加重，鼻煽心烦，疹色转暗而隐退，体温反呈下降趋势，肌肤潮湿，西医急用青霉素等静滴。而病情不仅未能控制，反张口喘急，闭目不语，有麻毒内闭而神昏之趋势。集训队领导要求邀我加用中药治疗，诊其脉象细数，舌苔黄干燥，张口呼吸。辨为：麻毒炽盛，热壅肺闭，邪毒内陷，波及神明。急以麻杏石甘汤加味：

麻黄 15g，杏仁 25g，石膏 60g，炙甘草 10g，升麻 15g，紫浮萍 20g，暂给 1 剂，令急煎，分三次，一日服。

次晨家属告知，昨日半天内即将三次药服完。半夜后开始好转，现已睁目对答，喘平汗止，红疹显现。

16. 越婢加术汤

这是一首专治水肿之方，为仲景"腰以上肿，当发汗乃愈"的汗以消肿的代表方。

全方由越婢汤（麻黄六两，石膏半斤，生姜三两，甘草二两，大枣十五枚）加白术四两组成。

该方用其味之甘温以入中土，用其气之寒热以和阴阳，用其性之走散而发越水气，通行水道，法度严谨，遣药精纯。方中麻黄不仅发汗消肿，且因其宣通肺气，通调水道而有利尿之功。白术健脾运化，燥湿利水，现代研究证明其具有明显而持久的利尿作用。因而，该方的消肿效果，其实是通过发汗与利尿的双重作用而产生的，方中石膏用量达半斤之重，又说明了该方主治在于外有风邪犯肺，内有郁热蕴肺，肺失通调而致之水肿等症。其应用指针当为：

1. 病程不长之新病水肿。

2. 水肿以头面为主。

3. 水肿伴见渴、汗出、面黄、腹胀。

4. 皮肤水疱疹，兼痒兼渴。

5. 感受寒湿，身疼体痛，恶寒无汗，面浮者。

本方禁用于：

1. 病久体虚。

2. 肿而伴里寒便稀。

3. 下肢水肿为甚，按之凹陷如泥。

4. 舌呈镜面。

该方在现代已用作急性肾炎的首选方。而我在临床每见淋雨冒风，受寒遇湿后，突然身痛恶寒，面浮不甚，且身体沉重，脉浮舌白者，每遣此方，用之甚效。究其原因是，风寒犯肺，影响宣通，但尚未郁而生热。此时还不见渴、汗等症，小便化验也一般无明显异常，而稍作拖延，即会出现上述见症。当此之时，只需用越婢加术汤稍减石膏量，即可收到良好的效果。由于实验发现，甘草有致尿及钠的排出减少，久服或量大可导致水钠潴留，故甘草用量宜小。

◎病案举例

如甘某，女，58岁。5日前暴雨突至，由田野返家，全身湿透，途中复遇溪水上涨，又涉水而过，次日身不适，自以感冒清等服之不效，前日起全身濡痛，恶寒身沉，面目浮肿，遂来诊治。脉浮紧，舌苔白而偏厚。以越婢加术汤加味：

麻黄 15g，石膏 30g，白术 20g，生姜 10g，大枣 20g，甘草 6g，浮萍 10g，苍术 12g。

服完 2 剂，诸症大减，又服 2 剂，痊愈。

本方临床还有另一妙用，那就是对湿甚热郁而夹风邪之皮肤水疱症，有较为良好的治疗效果。该症因肺闭脾虚，湿郁肤表而呈水疱，因热郁夹风而感瘙痒，因湿性上扬而病变部位多在身之上段。其临床表现与越婢加术汤证大不一样，而其发病机理却十分相近。因此，我曾用此方治疗数例，疗效满意。

如甘某，男，47 岁，体壮贪饮。初时背痒，抓之初现红疹，继成水疱，渐至胸胁、手面。疱疹小者呈簇呈片，大者如豆，破后流出水样物，患部瘙痒微红，口干，微烦。曾用抗过敏、抗病毒、外涂药及中药治疗，或小效一时，或完全无效，迁延已近两月。诊其脉略浮数，舌偏红，薄黄苔，处以越婢加术汤：

麻黄 15g，石膏 50g，生姜 10g，甘草 10g，大枣 20g，赤小豆 30g，土茯苓 30g，苡仁 30g。

服药 3 剂，小疱疹大部消退，大水疱明显消萎。续上方 6 剂，疱疹全消，且皮肤无痕。

17. 麻黄升麻汤

本方出自《伤寒论·厥阴病》。

由麻黄二两半（去节），升麻一两一分，当归一两一分，知母十八铢，黄芩十八铢，葳蕤（一作菖蒲）十八铢，芍药六铢，天门冬六铢（去心），桂枝六铢（去皮），茯苓六铢，甘草六铢（炙），石膏六铢（碎、绵裹），白术六铢，干姜六铢，共 14 味药组成。

该方较为特殊，我在研究时发现它有五大特点：

1. 组合复杂，温清润燥兼备。

2. 药味众多，为《伤寒论》全书之最。

3. 全方剂量奇轻，虽石膏之重质者亦概莫能外。

4. 针对病机复杂，主治证候临床少见。

5. 历代理论研究和临床验案文字资料很少。

下面就围绕这些问题来讨论和认识本方。

首先从组合看，它由 5 类药组成：火郁发之而用麻、桂、升；热郁清之而用膏、知、芩；寒者温之而用干姜；虚者补之而用归、苓、术、草；燥者润之而用冬、芍、葳蕤。这样，看似杂乱无章的药味，背后的严谨组合法度，即会被认识和把握。

第二，是病机复杂。仲景给出了四大症状：手足厥逆，咽喉不利，唾脓血，泄利不止。而这四症齐见的患者，在我 50 多年的临床治疗中，极少见到，所接触过的文献资料也从未发现。

第三，这种患者症状罕见，组成药味众多，超乎仲景组方常规的情况，是人们从怀疑它是否是仲景之方，到怀疑其临床功效，进而对其极少进行理论研究和具体应用的原因。而我们如果抛开成见，不停留于文献水平，在明确了上述组方法度后，深入研究本证病机，自主验证其临床效验，则不难发现，本方具有良好的临床效果。

本证的病因是伤寒误下，导致正虚邪陷，内入厥阴少阴。厥阴脉布咽喉，厥少两经每相关联，故出现两经时常共见之厥利咽痛，而咽痛甚时，则唾脓血。因此，其总的病机是正伤邪陷，肺热脾寒，阴阳错乱，阳郁阴伤。而如果我们着眼于这一病机，不苛求四症并见，则可使本方的特殊疗效得到应有发挥。

第四，由于其病机的复杂性，需要多重药性组合的方才能治疗，专于补虚、扶阳、益阴、发散均不相宜，而此四项任何一项治疗，又都是必需的。故仲景在"五类组合"的同时，巧妙地用轻量给药，从而通过"微调"而生显效。这是本方最大的特点之一。

◎病案举例

下面介绍一例我用此方的验案。

1989 年秋，黄某，先以咽痛、便秘就诊于某医，以翘荷汤加味，服后大便稀水而咽痛仍不止，该医转用理中汤加味治，便稀不止而咽痛益甚。如此病情不断加重，延至 6 日，转诊于我。细询初诊前两天即恶寒身痛，自服"感冒片"症减，继而咽痛，经治不止，且咯脓稠痰，内夹鲜血，昨日摄胸片无异常发现，咽严重充血而表面附着白黏涎，口臭。诊脉时发现双手冰冷，即摸其脚，膝以下亦冷甚，脉虚大而迟。鉴于前医已寒温皆用，症状一派燥热，而却肢冷脉虚迟，辨证难明，乃请患者先去输液室输其已连续用了五天的青霉素。立即查阅《金匮》有关篇章，未见相近条文。复查《伤寒论》，当查至 357 条"伤寒六七日，大下后，寸脉沉而迟，手足厥逆，下部脉不至，喉咽不利，唾脓血，泄利不止者，为难治，麻黄升麻汤主之"时，不禁拍案而起。这不正是正伤邪陷，阳气不能宣畅，酿热伤络；阳气不能布达，被郁厥冷的厥阴厥利证吗？遂处以麻黄升麻汤原方 2 剂。患者第三日复诊，咯血止，咽痛十去七八，利停，肢温神清，脉较前有力，续方 2 剂痊愈。

18.《古今录验》续命汤

这是一首有着神奇疗效之方。

它用平淡无奇的 9 味药，对西医所诊断的格林 - 巴利综合征、急性脊髓炎、氯化钡中毒等病的四肢突然瘫软，不能自收持等症状，有立竿见影的疗效。

该方对我来说，有着传承的典型意义。先师江尔逊于上世纪 30 年代随师祖陈鼎三侍诊时，见其每遇四肢突然瘫痪，不能自收持，但神志清楚，余无所苦者，均用《金匮要略·中风历节病》篇之附方《古今录验》续命汤，每收奇效。新中国成立后参加大型综合医院工作，对格林 - 巴利综合征等患者加以使用，收到了良好的效果。我循先师用法，证明本方对格林 - 巴利综合征的四肢瘫软，呼吸困难之上行性麻痹，有着确切的救治作用。

◎病案举例

如张某，男，21 岁，农民工。2006 年 3 月 6 日初诊。四肢瘫软，呼吸困难 16 天。患者长期在广东打工，今年 1 月中旬返四川老家。2 月 22 日因吞咽困难，声音嘶哑，语言不清，四肢酸麻胀痛，软弱无力两天，住入某"三乙"综合医院。诊为急性感染性多发性神经炎，通知病危。先后以肾上腺皮质激素、丙种球蛋白、氢化可的松等治疗，未能控制病情，至吞咽全废，靠胃管注入流质和输液维持，邀我去重症监护室会诊。

目前口不能张开，吞咽、呼吸均十分困难，神志清楚，音嘶难辨，双手软弱，不能持物，双脚由人架扶方可拖步，口中清涎不断滴淌，目不能闭，急重病容。脉左三部浮数，右三部虚濡，舌胖大（口不能开，无法看到全舌）。

处以《古今录验》续命汤加味：

麻黄 10g，桂枝 10g，当归 10g，红参 10g，石膏 30g，炙甘草 10g，杏仁 12g，川芎 12g，干姜 10g，生白附子 10g。

水煎 3 次，混匀，分 3 次从胃管注入。

服完 3 剂，口自能开合，舌能外伸，可吞咽，撤去胃管、呼吸机等，转入普通病房。

我接过此方后，在成功运用于上述类型的病证时，还注意到本方能够得到发挥的原因，是师祖以其独到的目光发现仲景著作之附方绝非"附带"。而该方被发掘的依据，仍然是谨守条文。从而想到了将条文精神再移于临床，大胆比照，也许还可发挥。原文为"《古今录验》续命汤，治中风痱，身体不能自收持，口不能言，冒昧不知痛处，或拘急不得转侧。"根据条文精神，我将此方扩大至了又一些新病种的治疗。

如杨某，男，43 岁。两月前突然四肢不能动弹，语言不清，某院以"心因性反应症"收入院，经数改诊断和几次调整中西治疗方案，住院 36 天，终无效出院。

来诊时神情呆滞，腰项强直，不能转身，步态蹒跚颤抖，指掌无力，口中不断滴淌清涎。问之完全不能回答所苦，舌质红，舌体水津上布，黄厚苔，脉数而稍浮滑。诊为风痱，处以《古今录验》续命汤加胆南星 10g。服完 2 剂，能自行来诊，缓慢述说病情，共 5 诊而愈。

在运用此方时，我发现它不仅对风痱有神奇的疗效，对风痱患者难以解释的伴见症，也有很好的疗效。

如周某，66 岁，患"急性脊髓炎"于广东治疗好转回四川。但自病三个月以来，大便不通，一直靠打开塞露后，用力努挣至大汗淋漓方可排出，小便淋漓，肛门紧束难受，手足掌心瘀黯，指趾挛缩痛，行走蹒跚，脉细，舌正。

处以《古今录验》续命汤，服药 3 剂，大便即正常自排，停用开塞露。肛门紧束感等症也随之消失。

《古今录验》续命汤由麻黄、桂枝、当归、人参、石膏、干姜、甘草各三两，川芎一两五钱，杏仁四十枚，共 9 味药组成。

这样简单的九味药，为什么能对风痱病有如此良好的疗效呢？这要简单地了解一下风痱的病机。脾升胃降乃人体气机运行之常，而脾升赖阳气之助，胃降赖阴气之助。若阳不助脾，则脾不能升，阴不助胃，则胃不能降，相反而相离，四肢均不得禀水谷之气，以致脾胃突然失调而出现风痱肢废。方中干姜辛温刚燥，守而能散，大具温辛宣散之力。石膏辛寒柔润，质重而具沉降之性，两药相配，调理脾胃阴阳，使脾升胃降，四肢得禀水谷之气。方中的参草芎归补气调血，使气健则气畅，血活则气行。而所含之麻黄汤宣畅肺气，肺朝百脉，肺气通畅则经脉运行畅达。全方的根本作用，在于调理气机。

该方的临床应用指征为：

1. 四肢突然瘫废。轻者软弱无力，手无握力，步履蹒跚。

2. 身躯突然转动困难，而无疼痛感。

3. 神志清醒，却发音困难，表情淡漠，茫然不知所苦。

该方临床运用的副指征为：

1. 口流清涎不止，口难张开。

2. 四肢麻木，感觉减退。

3. 呼吸困难，吞咽困难。

4. 声音嘶哑，眼难闭合。

三条指征，任见一条即可使用。副指征则在确诊其为风痱和判断病情急缓时起参考作用。

19. 大青龙汤

大青龙汤由麻黄六两（去节），桂枝二两（去皮），甘草二两（炙），杏仁四十枚（去皮尖），生姜三两（切），大枣十枚（擘），石膏如鸡子大（碎），共 7 味药组成。

古往今来，都将它所主的证候以"太阳无汗兼烦躁"加以概括，对于其作用都用"外散风寒，内清郁热"作表述。这种认识来源于《伤寒论》38 条"太阳中风，脉浮紧，发热恶寒，身疼痛，不汗出而烦躁者，大青龙汤主之。"同时也来源于人们认为本方大体是以祛表实之麻黄汤加清里热之石膏组成。这种认识从一定程度讲是对的。根据这种认识用以治疗"太阳无汗兼烦躁"之证，也是效果良好的。而问题在于，从古到今，人们多将仲景紧接着出的 39 条："伤寒，脉浮缓，身不疼，但重，乍有轻时"使用大青龙汤的病证，附会于上条精神。由此而认为，后条所表现的症状只是"太阳无汗兼烦躁"的并见症，乃至直称为其"副证"（见全国高等医药院校试用教材 1981 年版《伤寒论选读》39 条下注）。这就不仅"屏蔽"了该方证所蕴含的另一部分内容。同时，严重地影响了本方的临床使用。这大概就是无论从文献还是临床实际看，大青龙汤除用于风寒表实兼内热烦躁证的治疗外，很少用于其他病证的原因。这是一个急需澄本清源、拂尘见本的问题。

本问题的关键处在于，仲景用其治疗的排除少阴病后的"身不疼，但重，乍有轻时"，究竟是什么病？这个问题其实仲景在《金匮·痰饮咳嗽病》篇作了非常直接的回答："身体疼重，谓之溢饮"，而"溢饮"的正治，就"当发其汗，大青龙汤主之。"那么，溢饮是怎样造成的呢？它是由"饮水流行，归于四肢，当汗出而不汗出"所致。我们若将以上精神联系临床思考，很多水湿为病者，病情都以"身重"为突出表现，且多时轻时重，或受气候影响，晴天病情减轻，阴雨天则加重。这种情况不正与仲景用大青龙汤以治的"身不疼，但重，乍有轻时"的证候特点完全相符吗？当弄清了这些理论问题，并在临床找到了明确的落脚点后，我们就可以十分肯定地说，大青龙汤不仅是治疗风寒表实兼内热烦躁证的主方，同时是治疗水湿夹杂病的主方。也就是说，它适用于两种不同的疾病。这如同乌梅丸之"蛔厥者，乌梅丸主之"后，对该方的另一适用证"又主久利"的用法一样。

大家也许会问，溢饮乃水湿为患，水湿为阴邪，大青龙汤方中有石膏，用它的意思就是清里热，阴邪之患却用清热之品，不是违反了用药的基本原则吗？这个问题需要搞清两点才能明白。一是石膏的作用。石膏除清热外，还有一个重要作用，那就是解肌发汗。陈士铎说它"用之于散寒剂中，则名青龙；用之于散热剂中，则名白虎"，说明石膏之用于大青龙汤中，可发挥解肌发汗之功。二是方中药味剂量之比。麻黄汤中麻黄的用量为三两，而大青龙汤中麻黄的用量达六两，那么石膏呢？石膏在大青龙汤中仅用"如鸡子大"，但用在清热的白虎汤、白虎加人参汤、竹叶石膏汤等方中的用量均是一斤，说明大青龙汤的作用主要是发汗，而石膏正好助麻黄发汗。溢饮的基本治疗原则是"当发其汗"，故仲景将本方作为太阳无汗烦躁和溢饮身重乍有轻时二证的首选方。反映了他用包括本方在内的很多方时所体现的异病同治的治疗原则。

这里，深刻地反映了读仲景书需要注意的老生常谈的问题，《伤寒》与《金匮》参读，联系临床读。它们看似尽人皆知，实则身体力行者少。而一旦离开了这点，纵然像大青龙汤等这样一些简单问题，也许都是难于正确加以认识的。

大青龙汤适用于：

1. 身体疼痛，发热恶寒，无汗烦躁，脉浮紧。

2. 四肢沉重，不痛，不肿或微浮肿，脉濡缓。

3. 全身明显沉重，伴轻微疼痛，脉浮缓。

4. 身重着濡胀，时轻时重，尤在天气阴沉，久雨不晴时病情加重。脉濡缓或沉迟。

5. 体壮实之无汗证。

◎病案举例

曹某，女，47岁。身体不明原因沉重感三月余。患者系餐厅厨房洗碗工，体质壮实，平日精神饱满。近几个月来每感全身濡重无力，只在持续数日后方伴轻微疼痛，时作时止，似受气候变化影响。发时自感懒于起身举步，身沉重如重度水肿（实际不肿）。曾查血常规、尿常规、肝肾功等无异，脉沉迟，苔薄白滑润。我以脾虚夹湿论治，予六君子汤加苡仁、苍术等以治。服药6剂无明显改善。乃考虑到其倦怠而无纳差便稀，身沉重尚伴微痛，非脾虚证。脉沉而无厥冷欲寐，也非少阴病。而其以身重为突出症状，且呈时轻时重发作，不正符合溢饮的临床表现吗？随即处以大青龙汤加味：

麻黄18g，桂枝10g，石膏30g，炙甘草10g，杏仁15g，生姜12g，大枣

20g，苍术 10g，防己 10g，苡仁 30g，白术 20g，浮萍 15g。

服药 3 剂，身沉重明显减轻，再三诊又服 9 剂，诸症消失。

20. 小青龙汤

本方的临床辨析使用，我以十个字加以概括和把握，即水寒咳喘肿，气呕利渴嚏。

水和寒是本证的病理基础，咳喘肿是其主要临床症状，气是产生多种或然症的原因，而呕、利、渴、嚏，则是其多见的或然症。

文献中普遍把小青龙汤证定为外感风寒，引动内伏水饮。其实从临床验证看，外感风寒并非必要的发病条件，而水邪才是发病的首要原因。所谓水饮，绝不局限于内在伏饮，那仅是拘于体质因素的一种。其他如冒雨行走，游泳涉水，贪食瓜果，暴喝饮料等皆可造成水气内停，干肺致病。临床大量咳嗽不止者，皆无外感寒邪病史或风寒犯表症状，而有上述病史，即是明证。

那么，是不是寒就无关紧要呢？当然不是。本证寒既可为发病原因，又是病性，同时更是临床辨证眼目。因为没有咯痰清稀、遇寒则作、饮冷则剧等类见症，是不会用小青龙汤的。

至于咳喘肿，则是其临床最为常见的几个症状。它的咳，既咳嗽咯吐清稀痰，又可干咳无痰；既可呈"咳逆依息不得卧"，又可咽痒则咳，遇冷则咳，而咳后一如常人。因此，对本证的咳嗽，以咽痒和遇冷则作为主要指征，而由于咳吐清痰和咳嗽剧烈程度不具特异性，反居于次要地位。本证的喘产生于饮邪所激，故可突作，且常因触风犯冷导发。可喘咳并见，也可仅喘不咳，而多有背部寒冷，喜饮温热等特征性伴随症。本证的肿，可以为明显的肿，而更多的是仅面目轻微浮肿。这种浮肿也许为很多医家所忽略，而它却可以作为本方证的重要指征。

小青龙汤的病位在肺。以上诸症即水饮风寒之邪干犯肺脏，影响肺之清肃、宣散、沉降和通调功能所致。而该方的主治范围并不止于此，尚有呕利嚏渴热等仲景称为"或然症"者，它们的病位并非在肺，而小青龙汤仍能治之，这是什么道理呢？这就应归咎于"二级病因"气了。气流全身，水随气行，变动不居，留于何处，即现何症，这就是该方肺经以外症状较多的原因。临床表明，这些或然症多随主症出现，因此，并不必将之单独作为使用指征。

◎病案举例

如刘某，女，50 岁。因咳嗽反复发作年余，以咳嗽变异型哮喘入院。经消炎、镇咳、脱敏治疗咳仍如故。以夜间为甚，干咳不止，咽痒即咳，咳掣胸痛，邀我会诊。诊其脉沉数，舌淡、苔白。我即处以泻白散、黛蛤散、瓜蒌贝母散和抗敏汤（乌梅、五味子、防风）合方治疗，服药 3 剂咳嗽即止。次年旧症复发，求我以原方治疗，不料连服 10 剂不效。因其口渴咽痒咳嗽较剧，又改用沙参麦冬汤加粟壳等，药后仅小效而复如故。我颇感棘手。交谈中患者道出自己是游泳爱好者，联系到病人咽痒，遇风则咳，恍然大悟，这不正是小青龙汤证吗？为何被干咳、渴和用抗敏药有效等表象所惑。随即改用小青龙汤加味：

麻黄 12g，白芍 20g，干姜 10g，五味子 12g，甘草 10g，桂枝 10g，半夏 10g，北细辛 10g，蜂房 10g，蝉蜕 10g。

服药 3 剂咳止，咽痒停，再服 3 剂痊愈。

21. 麻黄附子细辛汤

本方有"三少"特点。一是条文少，仅出现在《伤寒论·少阴病》一个条文之中。二是药味少，仅三味药组成。三是适用证少，仅用于脉沉反发热。但是，如果因此而认为本方是一个没有多大用途的方剂，那就大错特错了。事实上，本方不仅临床作用广泛，而且疗效独特。举凡阳气虚弱，复外感寒邪，或寒舍脏腑，或寒客肌肤，或寒侵筋骨，或寒阻脉络，都可以通过其温经逐寒，宣通温散，助正祛邪之功得以解决。所以钱天来称本方为"温经散寒之神剂。"

全方由麻黄二两（去节）、细辛二两、附子一枚（炮、去皮、破八片）3 味药组成。三药均味辛性温，而细辛、附子更兼性烈。这种集辛通、温散、攻逐、助阳（扶正）等多功能于一体的特点，是其能对多种疾病产生治疗作用的原因。因此讲这个方其实就是讲它的临床拓展使用。

该方临床除用于太少两感证外，还可用于风湿、喉痹、失音、心律失常、缩阴症、头痛、牙疼、低血压等多种证候。兹举数例以示其用。

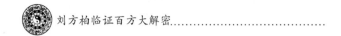

◎病案举例

案一、慢性咽痛

唐某,男,29岁。咽部疼痛阻塞感数年,行扁桃体摘除术后,仍发作不断,伴背冷,久经中西药治疗无明显效果。近日咽喉疼痛的同时,更兼微烧身痛,口渴,小便不利,已用抗生素治疗数日无效。脉细,苔薄黄。该患者完全符合"少阴病,始得之,反发热,脉沉者,麻黄细辛附子汤主之"和渴而小便不利用五苓散的精神。因此,以二方原方合用。服完1剂,次日来诊,咽痛及不适感均已大减,背冷已除,仅小便稍有不适感。原方加瞿麦,再服5剂,数年之咽痛,仅服药6剂即告痊愈。

关于咽痛,其久者人们多以阴火逆冲论治,新者多按上焦风热遣方。不知"一阴一阳结谓之喉痹"(《素问·阴阳别论》),忽视了本病的根本在一个"结"字。少阴之脉,其直者,上循喉咙,寒邪入里,循经客阻喉络,郁而不伸,因"结"而至的喉痛,占慢性发病者的多数比例。这一方面是因为当今各种冰制品、各类饮料、各种瓜果甚多,人们贪冰恣饮成性;另一方面,是由于误服寒凉药品,使寒邪冰伏。因此,只要咽部不是鲜红肿胀者,无论是淡红、暗红、散漫红、局限红,或但肿胀而不红者,都可用麻黄附子细辛汤随症加味以治。

案二、怔忡

陈某,女,58岁。患高血压心脏病多年,药物控制血压后,病情一直较稳定。近几月来心悸,双下肢浮肿,身冷,乏力,行走时难于支撑,恶寒,胸闷,脉沉迟无力,舌稍胖大,苔薄白。辨为阳气衰微,寒凝脉阻。处以麻黄附子细辛汤加味:

麻黄12g,炮附片20g,细辛12g,炙甘草15g,红参15g,苏木15g,桂枝12g,黄芪50g,生姜12g。

服药3剂,症状减轻。再服3剂,双下肢肿消,心悸、恶寒、乏力等均大减,能弃杖缓慢步行来诊。又以上方随症小作增损,坚持服药2个月,临床症状消失。

案三、缩阴证

吴某,男,35岁。外出数月返家,当晚连续性交2次,当风酣睡至醒。

醒后感小腹痛，阴囊及阴茎挛缩，急去医院注射阿托品后缓解，又自行热敷局部后渐渐恢复正常。而自此每遇突然寒凉，则阴缩腹痛，皆注射阿托品暂止。辗转延请多名中医治疗，皆以舒肝行气，暖肝缓急等治疗，但效果都不理想，病程已历年余。今日久在水中游泳后症状发作甚于以往。小腹疼痛，牵扯前阴，阴囊阴茎内缩，睾丸缩入腹中，注射阿托品后仅稍缓解。脉弦迟，舌淡苔白。细询历诊情况后，认为前医不效，乃因于病重药轻。病程经年已成阳气虚衰，寒凝络阻，拘急收引之证，非麻黄附子细辛汤之温阳逐寒，散凝通络，必难拔除病根。处以：

麻黄 15g，炮附片 20g，北辛 15g，白芍 40g，炙甘草 10g，小茴 15g，沉香 10g，橘核 12g，荔核 12g。

服药当晚腹痛止，阴囊、阴茎及睾丸挛缩止，恢复正常位置。后坚持服上方 12 剂，一直未再复发。

案四、口不能张两年多

黄某，女，37 岁。19 岁时智齿倒长，取拔一侧后另一侧又畸形生长，疼痛不已。发时一直以封闭及输液治疗。反复发作，渐致口不能张，稍一张口即痛连头面。欲拔除畸齿已无可能，致龈常溢脓。来诊时口仅能张到塞容一双筷子，用棉签轻触两侧智齿部均明显疼痛。口腔科以肌痉挛等诊断治疗无效，脉迟。辨为寒凝经络，拘急收引。处以麻黄附子细辛汤加味：

麻黄 10g，炮附片 30g，北辛 12g，地龙 10g，蜂房 10g，白附子 10g，川牛膝 10g，石膏 30g，麦冬 10g，全蝎 10g（冲），羌活 10g。

服完 3 剂，口稍能张大，疼痛大减，又服 3 剂，口可张至正常的一半。断续服上方后，口张度接近常人，疼痛全止。嘱勤漱口，并速去拔除畸齿。

以上几例完全不同系统的疾病，都用此方迅速治愈，而且临床运用还不止于此。兹列数条以作标示。

麻黄附子细辛汤可用于：

1. 发热恶寒，寒重热轻，无汗身疼。

2. 关节冷痛，固定不移。

3. 心悸心累，浮肿畏冷。

4. 心率缓慢，或伴心律不齐。

5. 咽痛或失音，局部无鲜红肿大。

6. 低血压。

7. 缩阴证。

8. 上述任一条，加脉沉、迟，舌质淡、苔薄白。

22. 猪苓汤

猪苓汤在《伤寒论》中出现了两次，一为热邪伤阴，一为阴虚生热。共同的结果都是导致了水热互结，小便不利。

全方由猪苓（去皮）、茯苓、泽泻、阿胶、滑石（碎）各一两组成。

该方的主要作用为排尿利水，仲景全方集百分之八十的利尿药于一体，并以猪苓作为方名，就是为了突出这点。用阿胶一为滋已损之阴，一为利水防止生燥。用滑石既泄导致水热互结之热，又利水热互结之水。由此可见，一般书籍表述的本方功用为养阴润燥、清热利水，实际是本末倒置了的。其实，它是利水而防伤阴生燥，利尿而兼导邪泄热。适用于整体热郁而局部却有水停，局部水停而复有阴伤津亏，乃至络损的小便不利。有疏泄湿浊之邪而不伤正气，滋润已耗阴津而不虑助湿之功。它的利尿泄热护阴，同苓桂剂的温阳化气行水，共同形成了治疗小便不利的两大重要法门。

明确提出这点，不仅是为了提醒读文献时注意，更是为了临床时准确运用本方。

为了深入认识这个问题，需要从本方证的病性、病位、病势和病证等四方面加以讲述。

先讲病性。猪苓汤的病性是热邪已由表入里，并且开始化燥伤阴，且热邪与局部水湿相结为患的一种里热水结证。病入阳明，无论疾病自身发展或治疗差误，都可能导致病情不良变化。而猪苓汤就是针对其中的这种变化——水热互结而设的。

次讲病位。邪气入里，弥散未聚，伤阴耗液，趋留下焦。此时的病位，从横看，病邪方离太阳少阳而入犯阳明经，但尚未犯腑；从竖看，邪犯上中下三焦，而已呈蓄留下焦之势。

第三，讲病势。邪循经入里，可见其势盛，脉浮紧，发热，可见正未衰。

而这种正邪对峙的抗衡局面是短暂的。不是正胜邪却，就是邪热交织日甚，出现或郁壅于胸膈，或灼热伤津于脾胃，或水热互结于下焦致小便不利等证。当此之时，治不如法，邪热即可入腑，或产生各种变证。而猪苓汤所主的小便不利，就是邪热交织日甚的一种"报警"信号：第一，它说明邪势已开始胜正；第二，水热已呈互结之势；第三，阴液已伤。如此病势必须积极治疗，防止病情发展。

第四，讲病证。所谓病证，即是猪苓汤证的临床表现。实践证明，该方的临床表现较多，其中最为常见的有：

1. 小便不利，这种不利一般为涩滞不利感，色黄量少，微有疼痛感。

2. 口渴欲饮，而饮不甚多。

3. 心烦失眠，这种心烦多较轻微，其失眠也绝非长期和通宵。

4. 腰痛，腰部酸痛绵绵不止。

5. 血尿，偶有肉眼血尿，多数为镜检血尿，且一般不伴见疼痛。

6. 脉多微细数，舌质多偏红，苔薄黄而水滑。

可见猪苓汤的临床使用范围，早已不仅局限于伤寒，而更多的是用于杂病。尤其是湿蕴热郁纠结为患，伤阴损络的泌尿系统各种疾患，用之尤效。

◎病案举例

如：刘某，女，65岁。多年腰酸胀痛，长期血尿，重时肉眼可见尿呈褐色，轻时镜检隐血 ++ ～ +++，口渴，睡眠差，常目胀痒干，咽燥。经中西医久治无效。来诊时面苍黄少华，唇干，心烦，两侧腰窝部酸胀疼痛。尿黄少，排出不畅，频数而短，尿检查隐血 +++。脉细数，舌苔薄黄。处以猪苓汤加味：

猪苓 12g，茯苓 12g，泽泻 30g，滑石 30g，阿胶 10g（烊），女贞 10g，旱莲草 30g。

服药 7 剂，腰酸胀痛大减，尿排出畅，但仍黄少。续服 20 余剂，诸症均明显减轻，尿检隐血 +。后断续服药，每于腰胀痛、尿欠畅时服药 2 剂即效。如此数年，累计服药上百剂。症发日渐稀疏，尿检隐血一直在 0 ～ + 之间，精神好转。

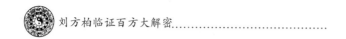

柴胡汤系撷要串讲

以小柴胡汤为代表的柴胡汤系列，为和解剂的祖方，治少阳病的主方。其应用范围之广，适用病证之多，居群方之前列。我曾见个别医生，一生治病，都以柴胡剂加减，随症灵活应用，被人称为"某柴胡"。这虽然不是一种值得推崇的用法，但从一个小小的侧面，反映了柴胡剂作用的广泛性。

为什么柴胡剂会有如此广泛的作用呢？要回答这点，只有在弄清三个相关问题后才能明白。即少阳与少阳病，小柴胡汤的"但见一证"是何证，及何谓和解。

现在讲第一个问题，关于少阳与少阳病。

少阳包括手少阳三焦经与足少阳胆经。并分别与手厥阴心包经、足厥阴肝经相表里。而其特殊性在于，少阳所包括的三焦，非如六经其他五经皆以经脉及其配属脏器组成，三焦无实质脏器。少阳外主腠理，内主三焦。"腠理"是什么？腠者是三焦通会元真之处，为气血所注，理者是皮肤、脏腑之纹理也。还有，少阳病屡谈枢机，"枢机"是什么，可以把它理解为哲学所言的质量互变的关节点。故把好枢机即可防止质变，而枢机无主，则变证丛生。可见三焦所司甚广。这是少阳病关涉甚广和针对少阳病所设的柴胡剂临床运用范围极广的一个重要原因。

少阳病还有一个重要问题，即人们对它在六经中的排位问题。为什么在这里要讲这个问题呢？因为它直接关系到柴胡汤的临床使用范围。少阳病在六经的排位有四种说法。一是阴阳消长说：少阳居三阳末，三阴前；二是表里说：太阳为表，阳明为里，少阳为半表半里；三是阴阳相对说：少阳与太阳、阳明是平行关系，与三阴是先后关系；四是疾病类型说：少阳病为外感热病中的一种类型，不存在排位问题。那么，这些认识究竟哪种更符合临床实际呢？要回答这个问题，当然只有用临床事实说话。上世纪 80 年代末，我设计了一个详细的研究表格，对门诊病人中凡具有口苦、咽干、目眩、往来寒热、胸胁苦满、默默不欲食、心烦喜呕七大主症中两症以上者进行登记，从两万多病人中总共随机登记满 600 例，然后进行统计分析。结果病程在一年以上者 8 例，病种不仅涉及内科多系统病，同时包括了妇、儿、五官、传染等科计 20 多种疾病。这一研究结果表明：少阳病确实是不存在排位序列问题的涉及面极广的一类疾病。

第二个问题，是小柴胡汤"但见一证"是哪一证的问题。

关于这个问题，学术界主要有六种见解：指或然诸证；指少阳病提纲证；指往来寒热；指小柴胡汤四大主证之一；指脉弦加一证；而日本学者汤本求真则认为，确证中之尤确者，为胸胁苦满。这些认识不可否认都有一定的临床依据。但更多的却是对理论的推导和对条文的分析。而当踏踏实实地回到临床，进行求证的结果是怎样的呢？在我前面所讲的对两万多名病人中的 600 例少阳病案的统计结果是，提纲证与往来寒热、心烦喜呕等证的发病率相近，而胸胁苦满与不欲饮食亦各占一定比例。说明均可充当"一证"。600 例中弦脉及弦兼他脉者，与细脉及细兼他脉者几乎相等。表明弦脉无特异性诊断意义。由此说明了"但见一证便是"非确指，意在说明本方有广泛的使用机会。这一结论联系《伤寒论》条文看，尤为清楚，这里就从略了。

第三个问题是关于和解。

《伤寒论》387 条说："吐利止而身痛不休者，当消息和解其外，宜桂枝汤小和之。"

这里仲景明确提出了"和解"治法。而自宋代成无己将小柴胡汤作为和解之代表方推出后，即得到了世代医家的一致认同和遵从。但若仅将"和"理解为邪在半表半里时，用小柴胡汤和解这一点上，则显然是太局限了。而这种局限，必然会导致柴胡剂大量极佳使用机会的丧失。

那么，该怎样理解及使用"和解"法呢？和解法在《伤寒论》中是一种占方剂比例极大的治法。而后人更用"寒热并用谓之和，表里双解谓之和，补泻合剂谓之和，平其亢厉谓之和"的语言概括。将和剂之组方特点和运用范围作了具体的表述。这不仅说明和解法绝非只适用邪在半表半里之少阳病，同时说明和解法的根本作用就是"和其不和"。其临床可分为和谐，即通过微调而使机体达到动态平衡；和调，即调其偏胜，扶其不足；和解，即运转枢机，驱邪外达；和合，即调和阴阳气血，令脏腑功能恢复正常。目标不同，遣方有异，故有"和无定体"之说。

可以认为，广义的"和"，是治则层面的，而狭义的"和"，是治法层面的。

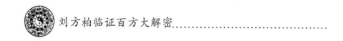

在明白了上述三点后，我们再来选择性地讲几个柴胡剂方，大家一定就会体会深刻些了。

23. 小柴胡汤

小柴胡汤作为和解剂的祖方和柴胡剂的母方，在仲景著作中占有极为重要的地位。不仅在《伤寒论》太阳、阳明、少阳、厥阴、阴阳易等五篇中用19个条文加以了论述，而且在《金匮要略》中又在黄疸病篇、呕吐哕下利病篇和产后病篇等三章中加以使用。我们单凭这些即可看到，此方运用频率之高、治疗范围之广和研究空间之大。

该方外感内伤皆治，伤寒杂病皆疗，上下疾病皆适，气血病变皆宜。具宣上、通下、和中之功，有运转枢机，疏利三焦，和畅气机，扶正祛邪之能。

全方由柴胡半斤，黄芩三两，人参三两，半夏半升（洗），甘草三两（炙），生姜三两（切），大枣十二枚（擘），共7味药组成。

仲景在方后罕见地列出了或胸中烦而不呕，或渴，或腹中痛，或胁下痞硬，或心下悸、小便不利，或不渴、身有微热，或咳等达7项或然证。并一一标出了随症加减的具体药名。作为公认的惜墨如金，字字珠玑的《伤寒论》条文，以如此破例的讲述，不厌其烦的举例，不能不说是张仲景对小柴胡汤临床应用范围极广的特别强调。

全方由苦降、辛开、甘补三组药物组成。用柴芩之苦而微寒以解热疏肝，开郁调气；以姜夏之辛以降逆止呕，和中逐邪；以参草之甘补益脾胃，扶正祛邪。这一组合不仅使该方具有广适性，也因其深切"和解"法的组方原则及病机针对性而成为了柴胡剂及诸泻心汤等和解方的母方。

临床运用该方范围之广，可以说任何其他方剂都无法企及。关于这点可以从我的"小柴胡汤'但见一证'及其相关问题的临床研究"结题论文中看出。600例使用小柴胡汤的病例中，西医病种包括胆囊炎、疟疾、流行性腮腺炎、美尼尔氏综合征、急性上颌窦炎、外耳道炎、肺结核、胆石症、急性中耳炎、急性喉炎、肾盂肾炎、高血压病、膀胱炎、更年期综合征、妊娠反应、青光眼、急性黄疸型肝炎、前列腺炎、脑动脉硬化、慢性浅表性胃炎、颈椎骨质增生、额窦炎等22种。上述病人都曾由西医检查治疗，所以病程一般较长。而这还因累计例数、统计时段等原因，远未包括我用该方所治病证的全部。如湿温高热、定时阵咳、癌症、高烧、顽固性汗证、鼻渊、产后感冒、经行感冒、心中麻辣感、磨牙，以及厥阴病有外出迹象时用其引阴出阳等。

这里，仅列举一二，以资说明。

◎病案举例

案一、湿温定时高热寒战案

某女，50 岁。数日前从南方数省旅游回川，就诊前三晚每于子夜 12 点左右开始出现寒战，继之高烧至 41℃，持续 2 小时后大汗淋漓，发热渐退。热退后汗仍不止，一直到天明才从大汗转为微汗，昼夜不停。直到夜 12 点又开始新一轮发作。伴头痛，全身痛，恶风微呕，不欲饮食。同行几人均发现相同症状而住入某医院，经查都排除疟疾，拟诊为副伤寒。本患有严重胃溃疡，以往住院时曾被引发大呕血等症。因此惧怕住院而在他处服中药银翘散、藿香正气散、三仁汤等治疗，但三天来毫无效果。

刻诊：每晚 12 点开始寒战剧烈，抖颤至床铺震颤，牙咬身蜷，继之高烧至 40℃～41℃，而后大汗淋漓至天明，来诊时已是上午 10 时，仍全身微汗。头身疼痛，恶心缩项，神疲懒言，愠愠欲呕，脉弦缓，舌白。

证属秽浊之湿邪蕴结于少阳，熏蒸于半表半里。

方用小柴胡汤加味：

柴胡 10g，黄芩 10g，白参 12g，半夏 10g，桂枝 10g，白芍 15g，大枣 15g，炙甘草 10g，青蒿 30g。

服药当晚，寒战、高热、大汗均止。前后服药六剂，诸症完全消失。

小柴胡汤为治疗定时发病之专方，而子夜是阴阳交接的关节点，也是少阳这一枢机受邪气出入影响最敏感的时刻。这时发作的疾病，一定不要忘了首选小柴胡汤。

案二、定时剧咳案

莫某，男，因咳嗽发烧数日入院，入院摄片为肺炎，经输液一周烧退而咳仍不止，前后服止咳散、沙参麦冬汤等多方无效。邀我会诊，细询咳嗽，白日微咳，而每于夜 12 点即阵阵剧烈干咳不止。牵扯胸腹，口干，口苦，心烦，持续三四小时后可渐归平复。脉细数，苔薄白偏干。以小柴胡汤原方加五味子 10g、桑白皮 15g、地骨皮 12g，服药 2 剂，夜咳显著减轻，再服 3 剂，咳止，痊愈出院。

案三、淋巴瘤发烧案

张某，男，68 岁。3 个月前突然高烧，颈淋巴结肿大，于某医科大学附属医院确诊为淋巴瘤，行四次化疗后淋巴瘤缩小，发烧退。而停止化疗后一直于中午及夜 11 时发烧，体温始终在 38.5℃左右，厌食，神疲，时有寒冷感。脉缓，苔黄厚。诊为癌毒郁滞，客阻三焦，酿湿生痰，蕴而生热。以小柴胡汤合三仁汤加味：

柴胡 12g，黄芩 12g，半夏 12g，白参 10g，炙甘草 10g，大枣 15g，桔梗 10g，杏仁 10g，苡仁 30g，厚朴 30g，通草 10g，滑石 30g，青蒿 15g，藿梗 12g，蛇舌草 30g。

服药 3 剂，发烧全退，恶寒止，饮食转香，舌苔退净。

两个多月后，复回该院行第六次化疗，停药后又引发发烧，纳呆，并伴发全身玫瑰疹，奇痒难忍，抓烂皮肤痒亦不止。经用大量地塞米松、强的松，只能控制当天。医生高度怀疑皮肤转移，取活检无异常发现，又请去皮肤科医生会诊，将强的松量增服至 10 片，也仅控制当日，次日旋即又发。遂告诉患者再无办法。

家属将其送回我处，先以自拟三草抗敏汤加味治疗，痒止疹散而仍发烧寒冷，厌食纳呆，脉细数，苔黄。病仍符合往来寒热，默默不欲饮食。仍以前方去蛇舌草、滑石，加草蔻、蟾皮。服药三次（1 剂）即烧退，淋巴亦随之消散。患者高兴地告诉我说，这种烧退肿消的效果只有在化疗时能达到。但化疗一停即要复发，而服本方后可保持上月的时间仍不复发。显示了小柴胡汤对肿瘤发烧等症与化疗有着某种相同的作用。而其不仅没有化疗的毒副作用，且效力持久，值得深入研究。

案四、引厥阴之邪，由阴出阳案

邵某，男，58 岁。数日前于邻村喝喜酒，返家途中遇雨淋，次日身痛，恶寒。

自购"感冒片"服后无效。下午开始泻下水样便，呕吐清水，前医以人参败毒散合理中汤治。药后吐利减轻，但倦怠，神疲，自觉饥饿却完全不想进食，阵阵心烦。又请西医输液治疗三天，病情无明显好转，家人发现其手足冰凉，输液医生无法解释，家属惊惶，复请初诊中医治疗，处以四逆汤治，又服药2剂，病情稍见好转。但又开始出现呕逆，阵发性难以宁静的烦躁。经治医生担心发展成神志昏迷，邀我会诊。经询问服下四逆汤后的第二天晚上，肢冷减，但体温升高至37.8℃，病人烦躁时出现掀被动作。脉细，苔薄黄。仔细分析，这是一个由太阳病内陷厥阴的重证患者，前医的处理还算不错的。而当前出现的呕逆，看似已止的症状又出现，烦躁看似加重，发热更认为是新添症状，而恰恰相反，这些表现符合"呕而发热"的可治标准。同时，厥阴病以热之有无和热之多少为病情进退的重要判断标准，本例出现发热，正是阳气来复，正气胜邪之象。足少阳胆经与足厥阴肝经相表里，且少阳主枢机，邪气内入外出均由枢机。故当此之时，须抓住时机引厥阴之邪出少阳以解，宜小柴胡汤：

柴胡12g，黄芩12g，半夏15g，人参12g，炙甘草15g，大枣20g，生姜15g，吴茱萸10g。

服药当晚，呕止，烦躁减。再服3剂，诸症消失。

24. 大柴胡汤

大柴胡汤不仅是经方中扩展应用较广的方剂之一，更是治疗重心发生转移的一个方剂。

为什么说它的治疗重心发生了转移呢？这里需要弄清三个问题。

第一，该方有无大黄。

《伤寒论》出大柴胡汤时是这样写的："柴胡半斤，黄芩三两，芍药三两，半夏半升（洗），生姜五两（切），枳实四枚（炙），大枣十二枚（擘）。右七味，以水一斗二升，煮取六升，去滓，再煎，温服一升，日三服。一方加大黄二两，若不加，恐不为大柴胡汤。"这一论述为该方有无大黄造成了疑局。但同为仲景所著的《金匮要略》所出之大柴胡汤中有大黄。《注解伤寒论》和《金匮玉函经》等重要版本所载本方也都有大黄。因此，我认为该方有大黄是不应存疑的。同时，从某种意义上讲，正是基于这一点，该方的

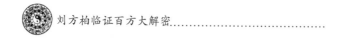

治疗重心发生转移才有了可能。

第二个问题是，该方是下热还是泻下。

由于《伤寒论》所出大柴胡汤三条与《金匮》出该方一条，均无泻下之意，而又有"下之"的明文。因此，历代医家多将此方的作用归于下热，下邪气。又由于本方后注文与小柴胡汤方后注基本相同，而没有承气汤之"若更衣者勿服之"和"得下，余勿服"的告诫，以及三承气汤的大黄用量都是四两，而本方大黄用量仅二两等原因，更否定了本方具通便泻下作用。因此，传统用法多只局限于少阳未解，兼入阳明，或少阳胆腑之邪，波及阳明，其作用也仅止于"下热"的目标而已。

其实，正因为本方具有"下热"和"泻下"的双重作用，临床运用才得到了极大扩展。《神农本草经》言大黄、柴胡有推陈致新的作用，如果我们认识到这种双重作用就是推陈致新的具体化，那么，本方运用范围为何被极大扩展就好理解了。

第三个问题是该方的使用范围。

大柴胡汤的立方基础和组方原则，决定了它具有广泛的使用范围。而通过药量调整和稍加数药，则可以使其所治疾病得到拓展，这种拓展得到广泛认同后即被固化。而固化的结果，就是它治疗重心转移的体现。

该方以少阳表里两解为立方基础，以解外和内，运转枢机，泻热通便，调而兼攻为组方原则。这一特点对肝胆郁阻和胃肠滞阻类疾病具有极高的针对性。而这类疾病中包括了大量急腹症。因此大柴胡汤在急腹症治疗中成了不可取代的中药方剂。如对急性胆囊炎、胆石症、急性胰腺炎、急性阑尾炎、膈下脓肿、腹膜炎等，都具有可靠的疗效。此外，对于肝郁热结所致的呕吐、黄疸、狂证、郁证、顽固性阵发性痛证等，都具有良好的效果。兹略举数例。

◎病案举例

案一、胆心综合征

赵某，女，54岁。一周前进食大量红烧肥肉后，右肋部出现胀痛，牵扯胸部，伴气短、心悸，胸闷不适感，口苦，嗳气连连，大便两日未解，今日更感微微呕恶。

脉弦数，舌质偏红，苔黄微腻。

患者素有多年胆囊炎史，每有轻度局部疼痛，均自服利胆片等控制。此次发作不仅疼痛较甚，且连及胸部，并有心悸、气短、胸闷等新情况。两日前就诊于西医肝胆科，查白细胞总数升高，B超：胆囊壁毛糙增厚，心电图：ST段下移，诊为胆心综合征。经输液等治疗，效果不理想，遂来就诊。

证属肝胆气郁，蕴热扰心。

予大柴胡汤加味：

柴胡15g，黄芩15g，半夏12g，大黄10g，枳实12g，白芍30g，生姜10g，郁金12g，延胡10g，炒川楝10g，赭石15g。

服药2剂后腹痛大减，不再牵扯胸部，余症也相应减轻。再服3剂，症状全部消失。血常规查：白细胞恢复正常，心电图、B超复查也完全恢复正常。

案二、神昏呕烦

某男，42岁。夏日炎热，于烧烤店深夜暴食，并狂饮冰镇啤酒十余瓶。次日感脘腹不适，微欲呕吐。自购保和丸服之，药后无效。自第三日出现心烦，呕吐，躁动，昏不识人，急就诊于某西医，经输液并服胃复安、冬眠灵等，证稍稳定，而终呕逆微烦，转诊于我。见其素体敦实，目红气粗，苔黄厚而脉却沉微。我反复思考这一脉证截然相反的情况，未敢贸然处方。乃问到大便情况，得知自病以来已五天从未大便。我忽然悟及，这是一个大柴胡汤证。其脉沉微，是因为热气怫郁，不得伸舒的缘故。处以：

柴胡20g，黄芩20g，白芍20g，半夏15g，生姜15g，枳实15g，大枣20g，赭石20g，竹茹15g，大黄10g。

服药1剂，于当晚大便两次，初为干结，次为稀便。随之神识正常，呕烦俱减。服完3剂，诸症消失，完全康复。

案三、阳痿

谢某，38岁。夫妻感情不和，常常吵闹，性生活也不和谐。郁闷之余，常饮酒排烦。三年前开始感到性交时阴茎举而不坚，不能形成性高潮。遂找某中医治疗，服补肾壮阳药30余剂，不仅无效，渐至阴茎无论怎样刺激，也不能勃起。三年来辗转于多家男科医院和"阳痿专科门诊"治疗，也无显著效果。经友人介绍来我处就诊。见其体质并不虚羸，问其并无肾虚见症，而却有口苦，常干渴，尿短便秘，苔黄稍厚，脉弦实。断为肝郁气滞，宗筋弛废，久服温补，壅阻气机。

处以大柴胡汤加味：

柴胡 20g，黄芩 10g，白芍 30g，半夏 12g，生姜 10g，大黄 10g，枳实 12g，大枣 20g，蜈蚣 2 条，凌霄 15g，绿萼梅 15g。

服药 6 剂，第三诊时二便通调，口苦减。服至 12 剂后，阳痿明显好转。嘱禁交三个月，调节情绪，缓和夫妻关系，后随访痊愈。

大柴胡汤的适用证为：

1. 口苦，烦躁，呕吐，大便秘结。

2. 脉弦数，苔黄偏干。

3. 腹痛，腹胀，或伴发烧。

4. 黄疸。

5. 狂证或神昏倾向。

6. 发热或伴微恶寒。

7. 不明原因的怪证。

上 1、2 两条为基础证，后五条为或见证。（3 ～ 7 条任一条加第一条，或任两条加第二条之脉舌象，均为本方主治证）。

25. 柴胡加龙骨牡蛎汤

柴胡加龙骨牡蛎汤在《伤寒论》中仅出现一次，用治太阳病误用攻下所造成的邪热内陷，弥漫全身，表里俱病，虚实互见的变证。该证既重且杂，而典型病例极难见到。所以，临床真正按条文证施用的极少。但该方组合巧妙，极具匠心。它用小柴胡汤以运转枢机，调和内外，用桂枝以调和营卫而平冲逆，用龙骨、牡蛎、铅丹以镇其内而止惊烦，用大黄下邪气、和胃气而息谵语，用茯苓泄水气而利小便，且大黄、茯苓同用可导邪从二便而去。因此，该方在具有极为宽泛的和燮作用的同时，极长于治疗惊、悸、癫、狂、恐、惧等精神神经疾病。它甚至成了治疗这类疾病的一个主方。

而既能治惊烦悸恐，则必能安神镇静；既能和营卫内外，则必能和阴阳。

这使我想到了用该方来治疗失眠。失眠的病机是阳气不入阴，而《内经》对失眠的治法就是"补其不足，泻其有余，调其虚实，以通其道……阴阳已调，其卧立至"。该方补泻调通兼具，又能直接调和阴阳并安神镇静，实践证明，是一首治疗失眠的好方。

◎病案举例

如夏某，女，48岁。两月前外感发热，畏寒，身痛，经服中药症状消失。而自此渐感失眠，心烦，口干，汗出，便干结、三日一行，心中时惊恐不适感。经西医用安定、谷维素等治疗，服药有效，停药如故。又请中医治疗，先后服酸枣仁汤、天王补心丹等，似有小效而诸症犹存。近一周来因家事烦恼，诸症加重。口干苦，烦悸，已连续三晚几乎未能合眼，白日并不困顿萎靡。细询无饥饿感，三日来不曾大便，脉弦而带滑，舌苔黄，偏干厚。辨为邪气久羁，枢机失主，热邪弥漫，扰犯心神。处以柴胡加龙骨牡蛎汤：

柴胡10g，黄芩12g，半夏30g，人参10g，桂枝10g，大黄6g，龙骨30g，牡蛎30g，茯苓20g，大枣20g，炒枣仁30g，朱砂2g（冲），高粱30g。

水煎三次，每次得一小碗，混装，早中晚各服一次。

服完1剂，当晚自觉心中平静舒服，随之入睡，约睡五小时。坚持服药6剂，恢复正常。

同样，汗证也是一种紧密关涉阴阳失调的病证，所以《内经》用"阳加于阴谓之汗"加以概括。而柴胡加龙骨牡蛎汤方中有小柴胡汤及桂枝之调和阴阳，有龙牡之收敛固摄，对于汗证，有标本兼顾之功。因而，用治盗汗、自汗兼热而偏实者，有着较好的疗效。

如许某，女，30岁。近旬日以来一直汗出不止，以胸项以上为甚，日重夜轻。汗出湿衣，日换内衣三次。自觉发热，口干渴微苦，心烦微悸，气短，便秘，脉数，苔薄黄。处以柴胡加龙骨牡蛎汤合生脉饮：

柴胡12g，黄芩12g，半夏10g，人参12g，桂枝10g，茯苓15g，龙骨30g，牡蛎30g，大黄6g，五味子10g、麦冬15g、朱砂2g（冲）。

上方服2剂，汗即明显减少，连续服完6剂，汗止。

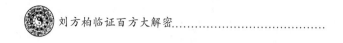

柴胡加龙骨牡蛎汤原方为：

柴胡四两，龙骨、黄芩、生姜（切）、铅丹、人参、桂枝（去皮）、茯苓各一两半，半夏二合半（洗），大黄二两，牡蛎一两半（熬），大枣六枚（擘）。

上十二味，以水八升，煮取四升，内大黄切如棋子，更煮一两沸，去滓，温服一升。本云：柴胡汤今加龙骨等。

本方使用过程中，因铅丹有毒而难寻，可用三种药加以替代：心惊类疾病以朱辰砂代；气逆、嗳气、呕恶者用赭石代；狂证以生铁落代。

26. 柴胡桂枝汤

柴胡桂枝汤方

桂枝一两半（去皮），黄芩一两半，人参一两半，甘草一两（炙），半夏二合半（洗），芍药一两半，大枣六枚（擘），生姜一两半（切），柴胡四两。

上九味，以水七升，煮取三升，去滓，温服一升。

该方是桂枝汤和小柴胡汤两个方的合方。仲景用治太阳病未罢，邪又入侵少阳，而两经的症状又都比较轻微者。针对两经犯病而用两经之方，又针对两经症状皆轻，而只取两方之半量，这就是该方的立方基础。

但是，如果以这样单纯的眼光来看待此方，则差之乎远矣。大家知道，桂枝汤调和营卫，小柴胡汤调和内外，两方各自都携带着大量密码，以致能解决许多"分外"的疑难病证。那么，两方合用后是对两经病证的分别对抗，还是两方合力而生新功？这里要正视一个问题，即其剂量都为两方原量的一半。这一方面固然是因两经症状皆轻，另一方面，它确实已不是两方的叠加，因而其作用也有了自己的独特性。

这种独特性，起码表现在癫痫、高烧和虚人感冒三种病证的治疗上。

兹分别列举一案以资证明。

◎病案举例

案一、腹型癫痫

王某，10 岁。近半年来反复阵发腹痛，无特殊诱因发作，发时有呕恶，稀便，腹鸣响等情况。疼痛或轻或重，重时捧腹蹲地呼叫，持续半分至三两分钟，自行停止，止后复如常人。但由于反复发作已较虚弱。曾延请中西医治疗，不见停止。诊其脉虚缓，苔白。以小建中合理中汤治，服药 6 剂无效。见其发时痛甚，遂抛开一切，用《金匮》乌头汤以求止痛后再议。服药 2 剂，似未再痛，不料仅隔五天，复如故态。

我暗想本患者腹柔软，曾做 B 超无异常发现，而用乌头汤这样的止痛"杀手锏"无效，必有缘故。遂慢慢推究，忽然想到本病突发突止，发作时间短暂，发后一如常人，与痫证极似。而痫证中有一种腹型者就是以阵发性腹痛为主要表现。因此作脑电图检查，谁知一查即发现两次痫样放电，乃诊断为痫型腹痛，处以柴胡桂枝汤：

柴胡 10g，黄芩 10g，人参 10g，炙甘草 10g，半夏 10g，白芍 20g，大枣 12g，生姜 10g，葫芦巴 10g，全蝎 6g（冲）。

服药 7 剂后，腹痛减轻，服至 20 剂，所有症状消失，连续服用两个月停药，复查脑电图恢复正常。一年后家长告知，停药后一直未再发作。

该方何以能止痫型腹痛？看似难解，其实古今皆有论说。《金匮•腹满寒疝宿食病》篇附方即列有"《外治》柴胡桂枝汤方，治心腹卒中痛者。"而用本方治癫痫的研究，日本学者在上世纪 60 年代即已获得了明确的结论，即该方对癫痫具有确切而持久的疗效。

可见，对于方剂，循其正治，乃为其常；遵古书只言片语而用，也许难解其机理，但可能获得意想不到的效果；而大胆拓展到某些看似无法解释的疾病，有时会产生惊人的疗效。方剂，特别是经方的神奇就在于此。

案二、高热

余某，男，45 岁。发病前三天外出劳作淋雨，回家后饮酒数杯，次日腹不适，身痛寒冷，自购药服，似有好转。而后却开始发烧，遂去医院治疗。经查体温 39.8℃，拟诊为"伤寒"，但治疗一周体温一直波动在

39.2℃～39.8℃之间，邀我会诊。见其微烦，询问得知近日进食极少，渴而不太多饮水，时有汗出畏风现象，脉虚数，舌质偏红，苔黄。乃处以柴胡桂枝汤加石膏30g。服药当晚，患者静卧，体温降至39.0℃。服完2剂，体温降至37.8℃，共服5剂，体温完全恢复正常。

临床表明，凡高热持续不退，只要细审有邪羁太阳、少阳之病机者，不论何病，用本方都有良好的退热作用。

案三、虚人感冒

吴某，30岁。平素体弱，复经三次"人流"，经常感冒，三天前冒风受凉，出现全身疼痛，恶寒发热，清涕喷嚏，微咳，不欲饮食，前医用荆防败毒散未效。脉虚缓，苔薄白，面㿠白少华，轻微气短感。诊为虚人感冒，处以柴胡桂枝汤。服药3剂，诸症消失。

另外，本方尤适宜于产后感冒。因为产后失血，机体空虚，气又随汗泄，所以，无论平日体质如何健壮，产后感冒都属虚人感冒，凡诊者均可采用本方。

27. 葛根汤

葛根汤在《伤寒论》中出现两次，《金匮》中出现一次。

葛根汤方

葛根四两，麻黄三两（去节），桂枝二两（去皮），生姜三两（切），甘草二两（炙），芍药二两，大枣十二枚（擘）。

上七味，以水一斗，先煮麻黄、葛根，减二升，去白沫，内诸药，煮取三升，去滓，温服一升，覆取微似汗。余如桂枝法将息及禁忌。

该方实际由桂枝汤加葛根麻黄而成。用于外感寒邪，经输不利，或外邪不解，内迫大肠之证。临床当掌握三个要点：一是具恶寒发热，无汗身痛之表实证；二是具经脉失养之项背强几几证；三是邪入阳明之下利证。以上三条中任两条同时存在，就是本方的适用证。其脉象是浮而兼紧，舌苔为薄白。

本方所具的特殊意义在于，除具发汗解表，生津液，舒经脉之专功外，它另所具有的解外以和内的治法，可使从表入里之邪转而由里出表而解，从而开创了一种后人所总结的"逆流挽舟"法。这一治法为后世作为"逆流挽舟"

代表方的人参败毒散的立方，提供了直接的思想理论基础。

葛根汤临床应用的机会是很多的。举凡偏瘫、眩晕、肩关节周围炎、过敏性鼻炎、慢性副鼻窦炎、创伤性骨膜炎、瘾疹、失音、颈椎病、胃肠型感冒、痹症等病证中，只要出现前面所述任两条主症，都可使用。服用后上述各病自身的主症，一般都可随之消失。

本方对肩项牵扯痛，或项背牵扯疼痛，有着良好的治疗效果。因为是太阳经从巅项入里络脑，回出下行项后，沿肩膊内侧而下；而手太阳小肠经脉则沿上臂，出肩后，绕肩胛。这种病在手足太阳经脉循行之处的疼痛，用功长发表解肌、疏利经脉的太阳病主方之一的葛根汤治疗，当然会收到良好的治疗效果。

◎病案举例

案一、慢性项背疼痛

施某，男，47岁。3个月前汗出而睡卧当风，醒后觉头身痛，项背不适，恶寒无汗，医以复方感冒灵和A.P.C治疗，药后汗出，恶寒身痛解。而项背总感牵扯微痛，未即治疗。近半月气候骤凉，加之体力活劳累，症状加重，致项痛牵背连肩，活动受限，服芬必得等只能缓解一时，遂来就诊。脉迟而有力，舌苔薄白。证属寒邪束表，太阳经输不利，失于宣畅。

处以葛根汤加味：

葛根40g，麻黄15g，桂枝15g，白芍30g，炙甘草12g，生姜15g，羌活12g，苍术12g。

服药2剂症状减轻，三诊共服药6剂，疼痛消失，项背灵活。

案二、不自主头摇

易某，女，10岁。三天前突然开始不自主头摇，并且从不间断，自汗较多。来诊时因头不断摇摆，语言连接性差，并感头项摇扯疼痛。

已做头颅CT、心电图检查，无异常发现，经颅多普勒：右中动脉痉挛。

脉迟细，苔薄黄，面苍黄少华。

辨为血虚风动，经脉失养。

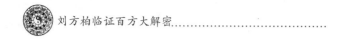

处以葛根汤合四物汤加味：

葛根 30g，麻黄 10g，桂枝 10g，白芍 50g，炙甘草 10g，大枣 10g，川芎 10g，当归 10g，熟地 30g，防风 10g，全蝎 10g，生姜 10g。

服完 3 剂，头摇大大减轻，呈间隙性轻微摆动，摆动时尚有轻微疼痛感。共三诊，服上方 11 剂痊愈。

28. 葛根黄芩黄连汤

葛根黄芩黄连汤方

葛根半斤，甘草二两（炙），黄芩三两，黄连三两。

上四味，以水八升，先煮葛根，减二升，内诸药，煮取二升，去滓，分温再服。

本方需要注意的是两点：第一是葛根的大剂量使用；第二是此方的病机。

现在先讲第一个问题。

考仲景《伤寒论》与《金匮要略》两书中用葛根者共四首方剂，其中葛根汤用的剂量是四两，奔豚汤用的是五两，竹叶汤用的是三两，而本方用的是八两。这样超常规的使用，说明葛根在本方中的作用太关键、太重要、太具引领作用了。葛根味甘辛性凉，具有发表解肌、解热生津、润燥止渴、清轻升发和止血利（《大明本草》）的作用。这些作用不仅深切里热夹表邪下利的病机，而且重用葛根有从根本上遏止病情发展的作用。

第二个问题是病机。

葛根芩连汤证是表邪夹热，内迫大肠。因而，其热性下利的特点历来是被普遍重视的。临床上凡遇腹泻便黄，肛门灼热，泻而不畅，发热汗出等症，不论是肠炎还是痢疾，都会使用本方的。但它的病机和主治其实还远不止于此。这从其病之来路和药之配伍即可看出。本方的下利由桂枝证误下而来，从临床实践看，除误下外，其他如包括滥用西药抗生素等不当治疗，都可能导致这种下利。因而，从原病变过程到本证的形成，已有了津伤成热，热利复又伤津的特点。从药物配伍看，全方仅四味药，其中芩连清里热，坚阴止利，甘草和中是明确的，而作为君药的葛根，除解肌透邪，清轻升发外，其具有的主消渴、解诸毒、除大热、透疹斑等作用不容忽视，这些作用在得芩连之助后，可得到进一步的发挥。因此，本方的病机除表邪夹热，内迫大肠外，还应包括阳明燥热津伤消渴，热燥动血，邪郁身热，化毒生斑等。明确了这些问题后，我们才能在多种疾病的治疗中不失时机地使用本方。

兹举两例，以资证明。

◎病案举例

案一、鼻衄

范某，男，47岁。近半年来反复鼻衄，常初为鼻干鼻痒，前额微胀闷痛，延续一两日即开始衄血，轻时可打安络血等得止，重时须去五官科油纱填塞压迫方能得止。患者平素嗜烟酒，一贯便秘。发病以来已减烟酒，慎饮食。先后数次查血小板、凝血因子等无异，并已请过三位中医以犀角地黄汤、茜根散、十灰散等治不效，脉数，苔黄。分析其鼻干便秘为津伤热甚，前额胀痛乃邪羁阳明，属热燥动血，处以葛根黄芩黄连汤加味。

葛根60g，黄芩10g，黄连10g，甘草10g，生地30g，藕节50g。

服药3剂后，未再衄血，鼻干等症也有所减轻。效不更方，又坚持服药15剂。三年后偶遇得知，停药后从未再发。

案二、消渴

蒋某，男，45岁。3个月前查体发现空腹血糖高，连续四次查均在7.8～8.8mmol/L之间。因不愿服西药，前来要求中药治疗。细询一年多来总感口干口苦，以为抽烟饮酒所致，未予注意。平日一直饮茶成习，也无法区分渴与不渴，但每感身热汗出较多。体丰壮实，脉细数，舌质偏红，苔黄。辨为阳明经邪，热燥津伤。处以葛根芩连汤加味。

葛根50g，黄连20g，花粉20g，石膏30g，黄芩10g，甘草10g，竹叶12g，沙参30g。

上方水煎，日服1剂，嘱其禁糖减食，忌烟酒，多加运动。服至12剂时口干等症减，服完30剂，症状消失，复查空腹血糖6.2mmol/L，又服30剂，停药半年后复查，空腹血糖5.8mmol/L，无不适。

29. 真武汤

真武汤系仲景为少阴阳虚水泛证所立的一个专方。由于水气流动，变易不居，所以临床表现较多。如上逆凌心则悸，上犯清阳则眩，浸渍筋肉则肉跳身震、沉重疼痛，水聚肌肤则肿，上犯于肺则咳，干犯胃气则呕，浸淫于肠则下利腹痛。

真武汤方由下药组成：

茯苓、芍药、生姜各三两（切），白术二两，附片一枚（炮、去皮、破八片）。

上五味，以水八升，煮取三升，去滓，温服七合，日三服。

本证的关键是阳虚而兼水饮。非单纯的阳虚，也非脾虚等水肿，所以用炮附片壮阳制水，用苓术甘淡培土行水，生姜温中散水，芍药敛阴而制附片之刚燥。

上述诸多临床见症，究竟怎样才能准确地加以把握呢？经验证明，只要抓住悸、眩、瞤、颤、利、沉六个字，认真加以辨析，则此方之验，可令人称神。

那么，当怎样辨析呢？

悸，心中不时自觉异样跳动，伴有一种似惧非惧的空虚不宁感，可伴有胸闷。

眩，目昏花头昏重，可伴眼前发黑欲倒或微呕感。

瞤，表现为全身不定处的阵发性肌肉抽掣、跳动。

颤，身微颤抖而自觉欲倒地，是其特征性表现。也可表现为阵发性肢体抖动。

利，泄泻清稀便，腹冷痛，可伴有腹鸣。

沉，身沉重欠温，微浮肿，可伴有轻度身痛。

脉多迟缓，可有结脉、促脉出现，舌质淡而苔白滑，面浮而无光泽。

以上六症中任见一症加舌脉即可使用该方。而临床实践表明，瞤颤二症为其最具特征性表现。换句话说，本方对此二症具有特异性治疗效果。

兹举数例，以证其效。

◎病案举例

案一、震颤

王某，女，58岁。因药物过敏，身起大片红斑而气憋，于京城某院急诊，经用大剂量激素输入，病情得以控制。但自此身肿，沉重，而尤其严重的是，心中不断出现颤抖感，双手抖动不已。不能夹菜送入口中，站立不能稳定，经中西治疗无效，至今已两月余，无奈只好回川。诊其脉细数，舌苔薄白。断为肾阳亏虚，水邪上泛。处以真武汤加味：

炮附片20g，茯苓20g，白芍15g，白术15g，生姜12g，桔梗15g。

上方仅服2剂，心中已无颤抖不宁感。再服3剂，除手偶有轻微颤动感外，用筷夹菜自如。诸症悉除。

案二、肌肉眴动

杨某，女，27岁。"感冒"不断，身体虚弱，病程已两个多月。来诊时主要表现为后脑至背心冷感，伴大量涎腻汗。时值夏季，涎汗淌滴。而尤为难受的是上半身不定处肌肉跳动，心中阵阵发慌，双手微颤抖，行走不稳感。恶风，呵欠频频，体重自病以来骤增，脉虚缓，苔薄白。

此证可诊为感冒日久，卫失固摄之汗证；也可考虑为暑邪为患，耗气夹湿之证；还可考虑为痰饮为患证。而其肌肉跳动，双手颤抖，行走不稳感，乃为真武汤的特征性症状。其体重骤增必然身沉，也是真武汤主症之一。因此，将其辨为肾阳亏虚，失于温煦，水气失调于内，营卫失和于外。处以真武汤加味：

炮附片20g，白术15g，茯苓20g，生姜15g，白芍20g，桂枝12g，炙甘草10g，大枣20g，龙骨20g，牡蛎20g，黄芪30g。

服药仅2剂，手颤肌跳及诸症均大减，夜间常有痰涎满口，前方加荆芥、半夏、陈皮，又服3剂，调养而愈。

案三、重症水肿

熊某，男，27岁。半年前于外地打工时，因全身水肿住入某院，诊为肾病综合征，经治好转，但不久复发，再入院治疗肿消出院，不久又发，因无力承受医药费用，遂回川。经本县中医开中药数十剂不效，且肿势较前更甚，腹部胀大如鼓，脐眼外翻，阴囊肿大如球，四肢不温，表情淡漠。尿检大量蛋白，兼见颗粒管型，脉迟细，舌胖大、两侧极深齿印。诊为肾阳虚衰，水邪泛滥，三焦壅阻。处以真武汤合五苓散加味：

炮附片 25g，白术 15g，白芍 15g，茯苓 20g，生姜 15g，泽泻 30g，肉桂 10g，猪苓 12g，蝼蛄 10g，雷公藤 10g。

上方每日 1 剂。服完 15 剂后复诊，水肿基本消退，腹胀全消，查尿仅有少量蛋白。又断续服上方两个月，症状消失，尿检正常。以六君子汤加黄芪、山药等善后，现已七年，一直健如常人。

30. 五苓散

五苓散方

猪苓十八铢（去皮），泽泻一两六铢，白术十八铢，茯苓十八铢，桂枝半两（去皮）。

上五味，捣为散，以白饮和服方寸匕，日三服。多饮暖水，汗出愈。如法将息。

由于方后有"汗出愈"三字，多少医家将其功用归之于"化气行水，兼以解表"，这可以说是极大地曲解了本方的立方思想。

我研究了《伤寒论》和《金匮要略》使用了五苓散的近十个条文，其主症为渴、小便不利、吐，其兼见症为烦、热、眩。这六种见症是不是病邪在表，或表里同病，需要通过桂枝一物的"解表"作用来达到治疗效果呢？显然不是。那么，方中用桂枝和方后所附"汗出愈"，不是解表愈病又是什么呢？或者说五苓散的功效不是"化气行水，兼以解表"，又是什么呢？我的回答是，五苓散的功效是恢复膀胱气化，通调三焦水道，这用化气行水加以概括是对的，而说其兼有解表功能则不对。让我们对此作一简单的分析：膀胱为"水腑"，"三焦"为水道。膀胱气化失司，三焦失于通调致小便不利，津失敷布致渴，渴饮水多，复遇宿停水饮，相激致吐，水邪干上致眩，气郁津伤致烦，致热。

《内经》说："三焦膀胱者，腠理毫毛其应也"，五苓散系太阳表邪循经入腑，此时纵有发热，已不是表邪未解。而是膀胱气化失司，影响其所应之"腠理毫毛"。五苓散能发挥如此佳良的化气行水作用，桂枝当然起着重要作用。《本经疏证》认为，桂枝具和营、通阳、利水、下气、行瘀、补中等六大作用，而气水不调乃营卫不和的演变结果，既已为水，必用温阳以化，而水气上逆则吐，水不下趋从尿而解，又都需下气以治，显然，桂枝的六种功用，在五苓散中发挥了和营、通阳、利水和下气四功，在同其他四药协同后，共同发挥着调水气、疏水气、逐水气和下水气之作用，可以说尽献其功了。而这一切恰恰不是在于解表。

精研的目的，全在于应用。明白了上述道理后，则应用五苓散时，不仅不会被"兼有表证"之说所束缚，而会在膀胱气化失司，三焦失于通调之病机所涉及的众多疾病中寻找使用机会，从而大大拓展其使用范围。临床实践表明，本方在肾炎、急性胃炎、遗尿、尿崩症、产后尿潴留、神经官能症、小儿滞颐症、前列腺增生症、忧郁症、湿疹、汗证、汗疱疹等内外妇儿五官皮肤肿瘤各种病证中，都有着较多的使用机会和极佳的作用效果。

需要注意的是，由于本方既可用于新感，又可广疗宿疾，因此，其脉多无定准，而其舌必以舌质淡，舌苔白滑或白而微腻为特点。

◎病案举例

案一、产后尿潴留

甘某，女，分娩 13 天，一直无法自行排尿。先留置尿管四天，拔管后尿仍滴沥难出，只好再插管导尿，当即导出尿液 3500ml，并作导管保留，四天后拔除导管，仍不能自行排尿。置留导尿管的同时，均用多种抗生素控制泌尿道感染，但十多天来不仅尿不能排且仍然发热口渴，西医通过会诊，认为不能再置导尿管，已无良策可施，邀我诊治。我诊其脉虚数，观其汗出较多，舌质淡，苔白微滑。乃据其主症小便不利，发热而渴，参以典型舌象，辨为膀胱气化失司，三焦失于通调，以五苓散加味以治：

猪苓 10g，茯苓 15g，泽泻 30g，白术 12g，桂枝 10g，人参 12g，黄芪 30g，枳壳 20g。

上方仅服 2 剂，小便即能自行排泄，再服 2 剂，完全恢复正常。

案二、顽固性汗证

张某，女，45 岁。6 年前一次感受风寒，寒战高烧持续数日，经治痊愈。而自此开始全身汗出，昼多夜少，四季不停。多时汗出淋淋，需日换内衣三四次，少时皮肤湿润从不干爽。近两年来出现头昏耳鸣，倦怠乏力，少气懒言。自病以来，西医以植物神经紊乱，中医以营卫失和，气虚失固，湿郁中阻等诸病机论治，都无大效，患者已失去了治疗信心，经友人一再劝说从外地赶来就诊。诊其脉濡，舌质淡、薄白苔，面㿠白少华。细询汗出如水，不黏涎，尿少，口渴。细究前医诸法应属对证，不效的原因，在于忽略了本证属水气为患这个根本病机。因此，当以化气行水以治，方用五苓散合莲枣麦豆汤：

猪苓 10g，茯苓 20g，泽泻 30g，白术 10g，桂枝 10g，浮小麦 30g，马料豆 30g，大枣 20g，莲米 12g。

上方服完 3 剂，汗减。服完 6 剂，汗减大半，精神好转，治疗信心倍增。坚持服完 20 剂，汗出全止，伴随症也基本消失。

31. 茯苓四逆汤

该方用治伤寒、温病、杂病屡经汗下等误治伤阴损阳，阴阳俱虚所致的烦躁，效果极为佳良。由于病情已波及肾之根基，造成阳虚而神气浮越，阴虚而阳无所恋，其所导致的以烦躁为主要表现的临床见证多较危重，病程一般也较长。又由于烦躁，患者既心中烦扰难安，又手足躁动难宁，一般医者临床多以阳热实邪辨治，而投寒凉药品，敢于用大辛大热的此方治疗，是需要一定辨治能力和临床经验的。因此，本方古今验案并不甚多。而此方所针对的病机单纯，临床以烦躁为特征性症状的表现又很突出，因此，只要掌握以下几点，不仅可放胆使用，且必能收到十分佳良的效果。

茯苓四逆汤的应用指征为：

1. 烦躁。

2. 病程较长，少者经月，多者越年。

3. 四肢厥冷，全身恶寒欠温。

4. 大便清冷，水样。

5. 面目浮肿。

6. 脉象沉微。

以上任一条与烦躁同时见到时，都可放胆使用本方。

茯苓四逆汤方

茯苓四两，人参一两，附子一枚（生用、去皮、破八片），甘草二两（炙），干姜一两半。

上五味，以水五升，煮取三升，去滓，温服七合，日二服。

本方重用茯苓以伐水邪，附子用生者，复加干姜，重在破阴回阳，用参草以益气和中而滋阴。全方针对阴阳俱虚，以阳虚为主之虚多邪少证，发挥回阳救逆，益正以逐邪的作用。

◎病案举例

兹举一例病情极为复杂之重证患者，以证此方之神效。二十多年前治一郑姓幼女，年仅 2 岁半，烦躁惊叫半年，屡治不效。初时颜面阵阵发红，发时状若涂朱，伴低热，家人以冷水浇洗患儿方适，半天后红可退去八九，而渐见面起小疹，皮肤皲裂。如此三五日必发一次，迁延三个月后纳食日减，只频频索要水喝，形体消瘦。而尤其严重的是患儿终日烦躁不已，夜间不断出声惊叫，四肢厥冷，躁动不安，且双腕踝以下皮肤变黑，已延请多名中西医治疗，毫无效果。近期更出现面目浮肿，腹泻，呕吐，又入院以肾炎治疗，历时一个月，仍全然无效。且十分消瘦衰竭，每于烦躁间隙，状如死尸，转诊于我。

我初用资生健脾丸不效，改用清营汤加钩藤、龙骨等仍不效。乃潜心分析，初时面红发热，喜冷水浇洗，当属阳证，误治又迁延日久，纳食日减，必气血日亏阴阳暗耗，由阳证而转为阴证，其厥冷面浮，久泻不止即是明证。患儿厥冷面浮，吐泻，是阳虚水泛所致；面红，烦躁，乃虚阳浮越；夜间惊叫因于阴阳失和；羸瘦，腕踝以下皮肤变黑，是气血失于充养。综观之，本证的病机当为阴阳俱虚，气血亏损，阳虚水泛，虚阳浮越。处以茯苓四逆汤加味：

茯苓 10g，人参 6g，生附片 5g，炙甘草 6g，干姜 6g，赤小豆 15g，炒白术 6g，炒山药 10g。

上方服完 2 剂，浮肿消退，烦躁及面红大减，吐泻止，开始进食。续方 4 剂，诸症消失，食欲健，精神好，带药 4 剂回家，以作巩固。

32. 栝楼瞿麦丸

本方出自《金匮要略·消渴小便不利淋病》。原文是："小便不利者，有水气，其人苦渴，栝楼瞿麦丸主之。"

栝楼瞿麦丸方

栝楼根二两，茯苓、薯蓣各三两，附子一枚（炮），瞿麦一两。

上五味，末之，炼蜜丸，梧子大，饮服三丸，日三服；不知，增至七八丸，以小便利，腹中温为知。

对于本方有三点需要加以认识。

第一是辨证眼目为"有水气"。造成水气的原因是命门火衰，肾气不布。既有水气，则必有水肿；气不化水，水饮内停，则小便不利；气不化水，津失敷布，上焦燥热则苦渴。因此，其病机是肾气不化，下寒上燥。其临床表现则为小便不利、渴、肿、小腹冷。

第二是用药要点。此方历来被认为是肾气丸之变剂。因为两证均为肾阳虚弱，气化失司，故两方均用附子以温阳化气，茯苓以利水湿，山药以补脾。所不同的是肾气丸用地黄、山萸肉补肾，此方用栝楼根以生津润燥，瞿麦以渗利小便。而这里将寒润与辛温并用的目的，是因为"上浮之焰，非滋不息；下积之阴，非暖不消"（尤在泾语）。这里有一个必须掌握的药量比例关键，那就是栝楼根与炮附子的比例。作为君药而主生津润燥的花粉，一般情况下，特别是渴甚时，必比附子倍量以上，方能见效。因为附子在本方虽针对发病根本，却功在温暖下元（故用炮者），而非回阳救逆需用重剂。当然随着渴减花粉量可随之减少。至于其他几味药之用量一般可不变。

第三是扩展应用。本条文出在讨论《消渴小便不利淋病》三种有着一定内在联系疾病的篇里。其中消渴与糖尿病类似，而糖尿病的晚期每继发糖尿病肾病，患者中表现为虚实夹杂，下寒上燥之证候者不少。因而，本方在糖尿病肾病，乃至所有糖尿病与本证相符的患者中，有着广泛的使用机会。

◎病案举例

代某，男，12岁。患儿因急性肾炎住入某院，经中西医系统治疗四十多天无效，来诊时目浮肿，少尿，口渴思饮，尿常规：蛋白+++，红细胞+++，脓球++，管型++。脉细数，舌干稍红。处以麻黄连翘赤小豆汤加味，服药五剂肿消，而复查小便各项指标如故。乃据其小便不利、渴、肿，辨为肾阳亏虚，气化失司之下寒上燥证，改用栝楼瞿麦丸合猪苓汤：

花粉10g，瞿麦12g，茯苓12g，山药15g，炮附片8g，猪苓12g，泽泻20g，阿胶10g（烊），滑石30g，忍冬藤30g，黄芪30g，赤小豆30g，野菊花30g。

日1剂，服完3剂复查，除偶见红细胞外，蛋白等全部消失。守方服二月，诸症消失，多次尿检正常。

33. 当归贝母苦参丸

原方出自《金匮要略·妇人妊娠病》。原文为："妊娠，小便难，饮食如故，当归贝母苦参丸主之。"

当归贝母苦参丸方（男子加滑石半两）

当归、贝母、苦参各四两。

上三味，末之，炼蜜丸如小豆大，饮服三丸，加至十丸。

原文虽简略，却告诉了我们三个足以为本方使用之临床依归的问题，那就是本方证的病机病情和药用。

第一，关于病机。条文以"妊娠"定位，是因为孕期聚血以养胎，血虚是妊娠的普遍特点。孕妇少动且因胎儿日长，子宫日大，这一切又影响气机的正常流动，从而易产生气郁，气郁又会生热。而这个病机又非女性特有，男子因各种原因血虚气郁的时间也是很多的，只是女性在妊娠特殊期具普遍性，而男子仅为偶发。故在方后附注"男子加滑石半两"加以提醒。由此可以看出，本方的病机当为血虚气化不利，热郁而津液涩少。这个病机不仅会导致小便难，同时可能直接导致大便难。因此，临床可用此方治疗上述病机所致的大便秘结，当然，尤其适合于妊娠便秘者。

第二，关于病情。条文以"饮食如故"作代表，提示身体没有其他的疾病，仅是"小便难"这个单纯性症状，又不放在专论小便不利和淋病的篇章讨论，说明本证没有尿频急疼痛互见的严重淋涩见证，而仅是排尿不畅不爽。

第三，关于药用。本方治小便不利而以当归为方名之首列，说明当归在方中起重要作用。它在方中不仅起养血作用，同时因于治水先治血的需要，还因为它能条达气机，使气畅而郁散。贝母利气解郁，而清水液之源。苦参除伏热，利湿热，散结热，降血热。故药仅三味，而标本同疗。

通过以上三点讨论，我们就可以把当归贝母苦参丸的临床应用表述为：不分男女，由血虚气郁而致的单纯性小便不利，或大便秘结或二便涩阻。而本方药仅三味，临床多与他方同用。如孕妇小便不利时多与补中益气汤同用，大便秘结时多与五仁丸同用。

◎病案举例

张某，女，26 岁。妊娠六月，自怀孕后四个月开始，尿频，不尽感，尿出不畅，会阴隐隐不适，口稍渴。因孕期诸药都自怕影响胎儿，一直未治。近月来更见大便干结，二便排出时均须努挣，致气喘汗出。证属气血亏虚，气郁津损。处以当归贝母苦参丸合补中益气汤加味：

当归 10g，浙贝 15g，苦参 12g，白参 12g，黄芪 30g，炙甘草 10g，生白术 50g，陈皮 10g，柴胡 10g，升麻 6g，肉苁蓉 20g。

服药 3 剂后尿畅，大便较好排，坚持服用半月，二便调，身体适。

34. 当归芍药散

当归芍药散是仲景用治妇人腹痛的一首方子，其方为：

当归三两，芍药一斤，芎䓖半斤（一作三两），茯苓四两，泽泻半斤，白术四两。

上六味，杵为散，取方寸匕，酒和，日三服。

对于本方的功用，方书多以养血疏肝，健脾利湿解，这从大方向说是对的，但若深入研究则欠精确。因为从临床实践看，妇人（尤其是孕妇）的这种腹痛，多是微微胀满而绵绵作痛，并必伴有面色少华，身体沉重，面目及四肢微浮，小便不利，大便稀溏，小腹微冷，白带清稀等诸症中的一两症。这是一组什么证象呢？这是血滞水停证。就是说，其证候本质是血气与水气的失和。因而，其治疗的针对点只能是调和血水，即畅血行而泄水浊。杂病中气血水失和三者常相因为患，故其治也常相兼。如针对气血失和之用黄芪桂枝五物汤，针对气水失和之用苓桂剂，而针对血水失和者即用本方。

全方以当归养血兼补血，芎芍行血兼养血，苓泽利水，白术燥湿。而值得注意的是，方中芍药重用至一斤。对此，有人认为是泻肝，有人认为是敛肝。但若真是这样，本证的病机不成了肝木克土或肝气横逆了，而有谁会这样认为呢？显然，这是将本病的病机定为肝虚血滞，肝脾失和后，为求"一以贯之"而作的一种与病机相对应的解释。其实，方中芍药数倍量于其他药，是因为它得天独厚的兼具了本方调血行、泄水浊、止腹痛的全部功用。仲景书是参考了"胎胪药录"写成的。"胎胪药录"被认为即《神农本草经》。而《神农本草经》对芍药的功效是这样论述的："主邪气腹痛，除血痹……止痛，利小便，益气。"可见，重用芍药不在于泻肝、敛肝，而是因为它所具的功用，太能担当本方的主药要求了。

本方行血而非破血，泄水而非逐水，调理血水而总以一个"和"字为治疗目标。

明白了这些道理后，我们就能理性地将本方应用于具有血气与水气失和病机的诸多疾病。这些疾病除妇人胎前产后及杂病腹痛外，其他如宫颈炎、带下、不孕症、慢性盆腔炎、月经不调、卵巢囊肿、水肿及眩晕等。

同时，可以把当归芍药散的应用指征列为：

必见症：

1.腹痛绵绵，或痛而微胀满拘急。

2.面目及四肢微浮，按之轻微凹陷。

3.面色萎黄少华。

或见症：

1. 小便不利。

2. 大便稀溏。

3. 带下清稀。

4. 全身沉重。

5. 小腹冷。

6. 性欲淡漠。

7. 脉迟、濡，舌体胖有齿印，舌质淡、舌苔薄白。

必见症中任两条同见，或必见症任一条加或见症两条即为本方确证。

◎病案举例

带下案

史某，37 岁。近两年来白带不断，清稀而少气味，每于经前数日带下增多。初时不甚，近半年明显加重，且感小腹阴冷隐痛，头昏，腰酸痛，双下肢浮肿，大便不成形，食欲下降，性欲消失。西医诊断为"慢性盆腔炎"，门诊治疗月余无明显效果。中药曾服完带汤、右归丸等 20 余剂，仍无效果。来诊时除上述症状外，面萎黄无华，语声低微，脉虚迟，舌边齿印较深，舌色淡欠鲜活。辨为血虚水郁，血水失和，当归芍药散加味：

当归 12g，白芍 60g，川芎 10g，白术 15g，茯苓 20g，泽泻 30g，鹿角霜 15g，苡仁 30g，山药 30g，胡芦巴 15g，芡实 30g，萆薢 30g。

上方服 3 剂，腹部舒适，白带大减。共三诊服药 20 余剂，诸症消失。

35. 八味肾气丸

此方习惯上有多种叫法。除八味肾气丸外，有金匮肾气丸、八味丸、肾气丸、八味地黄丸等称。

本方之重要地位，可以用"三开"加以概括：即开辟了对《内经》涉肾方药落实的道路；开启了临床补肾学说的篇章；开创了后世众多补肾方剂的成方原则。

肾为先天之本，元气之根，水火之脏。藏精，生髓，主骨，通脑。主火而煦诸脏，主水而司开合。其中尤具重要意义的是元阴元阳之宅，水火双主之脏。这样复杂的生理机能决定了其广涉的病理范围。此范围可以用阴阳水火四字加以概之。而本方调摄阴阳水火之功具有对上述复杂生理的护卫和广涉病理的普适性干预功能。由这种护卫和干预的理论阐释与治疗思想，在不断丰富和完善后，形成了系统的补肾学说。又在这种学说的指导下产生了各类补肾方，由此可见，本方所居的毋庸置疑的"补肾祖方"地位。

八味肾气丸方

干地黄八两，薯蓣、山萸肉各四两，泽泻、丹皮、茯苓各三两，桂枝、附子（炮）各一两。

上八味，末之，炼蜜和丸梧子大，酒下十五丸，加至二十五丸，日再服。

从诸药的用量可以看到该方的立方主旨。用大剂量之干地黄填补肾精，用山药补脾制水，山萸肉补摄肝肾，茯苓、泽泻泻水利湿。而用小量之桂附，一为温煦肾阳，起"少火生气"的作用；二为肾水不足则相火易盛，用之以引火归原。方中丹皮之用也正是本于这点。因为肾水不足则心火易亢，肝火易炽，在这种"一水难制二火"的情况下，用桂附引火归原后，用丹皮滋肾而清肝木，除余焰而止消渴，协调心肝肾而使水火归于平衡。

本方桂附用量仅为干地黄的八分之一，决定了它不是回阳救逆剂，也不是壮阳剂，而是补肾剂。它通过补肾阴、益肾阳、利水邪的作用机制，使肾阴得充，肾阳得益，游火归原，小便通利，水湿得除。从而使虚弱之肾阴肾阳得振，失调之水火得衡。

循着本方的立方主旨和治疗思想，后世医家创立了大量方剂。这些方虽然都是在本方基础上或加味，或减味，或联用他类药物，或效其法而重组，但均有新的治疗侧重点和使用面。因而，它们中不少已成为名方。如张景岳的左归丸（饮）、右归丸（饮），钱乙的六味地黄丸，严用和的加味肾气丸，高鼓峰的都气丸，朱丹溪的滋阴大补丸等。

由于肾的"一脏多能"，很多原因都可以导致肾虚，又由于"五脏所伤，穷必及肾"，诸脏病久皆易累及肾，造成肾阴阳亏虚，水湿内停之证。因此，本方在水肿、喘证、面色黧黑症、跟底疼痛症、腰痛、尿潴留、尿崩症、带下症、消渴、阳痿、尿失禁、痰饮、虚劳等众多杂病中，都有着极多的使用机会。

值得注意的是，本方使用时，脉象有着重要意义。由于本证为肾虚水停，其脉多为沉迟，两尺尤多沉迟而微；又由于本证可有肾水虚而相火旺的情况出现，这时的脉象可呈洪大，但必大而软，重按则无力乃至难寻。

◎病案举例

案一、溺癃

皮某，男，39 岁。尿频而难出一年半。发病之初前阴内一种莫名之难受感，想小便而又难以排出。用力排出后可缓解，而不久又作。且日渐加频，日无计数，每次排尿 3～5ml，如此终日不断。伴见心慌，不能宁静，齿龈出血，大便零碎。先后到某医科大学附院等多家大医院作前列腺液等多项检查，未有诊断价值之阳性发现。一年多来，遍历中西医治疗，毫无效果。患者丧失治疗信心，经友人介绍来诊。神情悲观，面微黯少华，六脉迟细，舌淡微胖有齿印。辨为肾阴阳两虚，气化失司，湿浊郁阻之溺癃证。处以八味肾气丸合当归贝母苦参丸加味：

炮附片 15g，肉桂 10g，熟地 30g，茯苓 12g，山萸肉 20g，丹皮 10g，泽泻 30g，山药 20g，当归 10g，浙贝 12g，苦参 10g，滑石 30g，甲珠 6g（冲）。

水煎，日服 1 剂。

服完 3 剂来诊，诸症大减。每日仅两三个小时尚有尿频等症状，但程度已远轻于前。肛门及阴囊潮湿。肾之气化功能来复，湿浊之邪渐化。续上方去甲珠，再服 6 剂，小便完全恢复正常。

案二、溺癃

胡某，女，75 岁。排尿不畅数年，溺线极细而中途停断。曾间断进行中西医治疗，因无任何好转而无心再治。近十多天来症状加重，不仅频频欲尿，尿线极细，断而难续，每排一次需费力苦蹲 10 分钟左右，起身后又浸滴溢出，但无痛涩感。伴见口干、便秘、咳嗽等症。有 2 型糖尿病但血糖控制可。来诊前 10 日因药物治疗无效，西医行尿道扩张术，术后无减轻，遂转诊于我。脉细数无力，舌正。证属气不化水，通调失司。处以八味肾气丸合五苓散加味：

炮附片 20g，肉桂 10g，熟地 30g，茯苓 12g，山药 30g，山萸肉 15g，泽泻 30g，猪苓 10g，白术 12g，桔梗 10g。

水煎服，日 1 剂。

服完 2 剂，小便畅，尤其白天已能控制排尿次数，且无溢出。又服 3 剂，尿线接近正常，已无中途停顿。口干减，咳嗽止，长时间的大便秘结也变得通畅。再服 6 剂，诸症消失，停药后一直良好。此案治小便而大便得通，足见八味肾气丸司气化而主通调之功。

案三、跟底疼痛

唐某，男，42 岁。双足跟底疼痛，尤以左侧痛难触地，已数月。辗转经消炎止痛，局部封闭，理疗及服中药通络镇痛、活血化瘀、祛寒宣痹等方数十剂，均无效果。近月来更增感冒频作，一发未愈，再发又起。患者是一富商，除上医院中西治疗不断外，按摩房、洗脚屋等，也都前去求助，而全然无效，十分痛苦。脉迟，舌正。分析其剧痛不移而脉迟属寒凝，感冒不断乃正虚，足跟为足少阴肾经循行之处，本证当为肾虚寒凝，经气痹阻。处以八味肾气丸加味：

炮附片 20g，肉桂 10g，熟地 30g，茯苓 12g，山萸肉 15g，丹皮 10g，山药 30g，泽泻 20g，锁阳 20g，木瓜 15g，肉苁蓉 20g，补骨脂 15g，鹿角 15g。

水煎，日服 1 剂。

服药 5 剂痛减，坚持服 30 余剂，疼痛全止，感冒也不再犯。

36. 苓桂术甘汤

本方为仲景所立治疗痰饮之名方。而痰饮的治疗总原则是"当以温药和之"。一个"温"字，一个"和"字，是痰饮各种复杂见症的治疗总则，也是本方立方主旨。"温"是用辛温之药振奋阳气，开发腠理，通调水道；"和"是温而不刚烈过燥，从而达到温中宣降，消痰涤饮，行气利水，通调二便的治疗作用。这是关于本方的第一个问题。

第二个问题是痰饮。痰饮近代作为一种证候名称被临床广泛使用。其实痰和饮无论从病理属性、临床表现、治疗方法都是不同的。而从《内经》之医论到《神农本草经》之药论，都不曾提到一个"痰"字。虽然后来在《金匮要略·痰饮咳嗽病脉证并治》篇里，仲景明确提出了痰饮病名，而其所论包括苓桂术甘汤在内的条文，基本都是论饮的。真正意义上的"痰"证，是从元代王隐君在其所著《泰定养生主·论痰》中首先提出的。后经不断发展，形成了十分丰富的理论和治法。明确痰和饮的这种差异，是正确使用好苓桂术甘汤的条件保证。

第三个问题是化气行水。饮邪之成，都是因于阳气失温，气化失司。因此，化气行水即成了饮邪为患的基本治法。而这当中又有两种情况：一是肾阳不足，不能化气行水的，当用肾气丸；二是中阳不运，水停为饮的，当用本方。肾气丸是温阳气以化阴，本方是益土气以行水，虽然所主不同，而都是通过化气以行水，从而达到治疗目的。

让我们看看原方组成，以加深认识。

苓桂术甘汤方

茯苓四两，桂枝三两（去皮），白术、甘草各二两（炙）。

上四味，以水六升，煮取三升，去滓，分温三服，小便则利。

方用桂枝辛温通阳，茯苓淡渗利水，二药协调以温阳化水；白术健脾燥湿，甘草和中益气，二药合用，培土以制水。其温而不燥，培而不壅，化而不泄，令痰饮自然消散的功效，使本方成为了被公认的治疗痰饮之基础方，化气行水的祖方，以及"温药和之"的具体应用。方后一句"小便则利"，说明调气化是本方的作用机理，而小便利则是本方疗效的集中反映。

苓桂术甘汤的临床应用指征：

1. 头目眩晕，身振振摇感。

2. 心下逆满，气上冲胸。

3. 短气、心悸、喘咳、呕吐清水痰涎。

4. 背部、两肩胛骨间，或胃脘部持续固定阴冷感。

5. 舌质淡、苔白滑，脉沉紧或弦滑。

以上 5 条，前 4 条中任一条加脉舌象均可使用本方。

◎病案举例

胃部阴冷案

孙某，男，53 岁。10 年前在奥地利寒冷地带工地作业，因天气寒冷复劳累过度，出现胃脘部冷感，总喜暖物护压其上。当地医生无药以治，冷感逐渐加重，近年来不得不以特制的厚棉袋裹护。初时盛夏尚可勉强拆去，及至近两年来，更换以特制之绒带紧紧缠裹上腹，且四季均不能离。盛夏酷暑，全身炎热难耐，而胃脘部仍觉阴冷。先后在奥地利及中国多家大型医院做胃镜、B 超等各种相关检查，均无阳性发现。医生多以神经官能症治，全无效果。2 年前回国，遍求中医治疗，先后投附子理中汤、大建中汤、吴茱萸汤等，其症均似稍减而复如故。后一老中医谓曾治一类似患者，疗效甚佳。处一方令服 20 剂，云必可除根。而如数服完后仍不见效。视之，乃丁香柿蒂汤加炮附片、黄芪。

患者已完全失去治疗信心，而家人尤忧心忡忡者，尚不止此。

患者近几年来基本无饥饿感，每日呼其吃饭时，完全不知道是否已吃过了。腹中常鸣响、消瘦、乏力、神疲。近 4 个月来开始呕吐清痰，且量渐增多，今日只为此来诊。

脉沉迟，舌质淡、苔薄白，面苍黄少华。

辨为中阳不运，水饮内停之痰饮证。处以苓桂术甘汤加味：

茯苓 15g，桂枝 10g，炒白术 10g，炙甘草 10g，荜茇 10g，公丁香 10g，干姜 10g，大枣 15g，南沙参 30g，明参 30g，法半夏 10g，陈皮 10g，白芥子 10g，生姜 15g。

交处方时，我对患者说，好好医治，新病老病都会同时见效。患者及家属均无半点欣喜之情，淡然持方而去。

服完 2 剂，患者喜形于色前来复诊。云胃冷大减，解去护胃绒带已能忍受，腹鸣减，稍有饥饿感，精神好转，治疗信心十足。又两诊，总计服上方 8 剂，敞腹骑自行车也不觉胃冷，其余诸症亦全部消失。

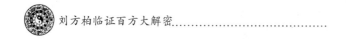

37. 小陷胸汤

小陷胸汤是相对于大陷胸汤而命名的，但它又不同于小承气汤是减大承气汤之制而谓小，也不同于小青龙汤是变大青龙汤法而谓小。小陷胸汤与大陷胸汤相比较，是药物异功效异而立意却相同。让我们先列出小陷胸汤方再作分析。

小陷胸汤方

黄连一两，半夏半升（洗），栝楼实大者一枚。

上三味，以水六升，先煮栝楼，取三升，去滓，内诸药，煮取二升，去滓，分温三服。

该方重用瓜蒌为主药，该药甘寒滑润，降痰气而开结气。其性滑故功长去着。"着"指邪气滞留不散，以滑去着，如油助推物，无须荡逐而可令滞留尽去，临床可用至 20 ～ 50g。配以黄连苦降、清泄，半夏辛开涤痰。因此该方具有十分可靠的开散结气，泄热涤痰的作用。

小陷胸汤的上述作用，完全是针对小结胸证的。小结胸证是外邪化热入里，与机体心下宿有痰浊相结而形成的。

临床实践表明，本证之确中之确的主症只有一个，那就是胃脘部局限性压痛。这种压痛程度有轻有重，但无反跳痛，不按时胃脘部仅有一种不适感而无疼痛胀满感觉。本方的另一应用指征则是脉舌，脉多浮滑或滑数，苔多黄腻。

同大陷胸汤比，彼用甘遂逐水，此用半夏蠲饮；彼用大黄逐热，此用黄连清热；彼用芒硝润燥化痰，此用瓜蒌滑润祛着。故大陷胸汤针对从心下至小腹按之石硬，手不可近之大结胸证，以下其蓄水。本方用治其痛正在心下，未及胁腹，按之则痛，未成石硬之小结胸证，以下其痰结。可见，二方主证因轻重程度不同，而方有大小，剂有缓峻；因水饮相结与痰热互结不同，而药有差异。水与痰的存在是结胸成病之基础，而热邪之入里，是致病之成因，故二方泄逐热邪痰水的立方主旨则是一致的。

通过以上分析可以看到，小陷胸汤所主症状单一（只心下压痛），病机单一（痰热互结），但这种单一是不是说明该方临床没有多少使用机会呢？

绝对不是。临床实践表明，它除了对伤寒小结胸证的治疗外，在胆囊炎、胆石症、急慢性胃炎、胃溃疡、渗出性胸膜炎、妊娠恶阻等疾病的治疗中，也有着广泛的使用机会。不仅如此，由于本方具有突出的散结作用，用于治疗急性乳腺炎，也有可靠的疗效。

◎病案举例

张某，男，45岁。胃脘部断续疼痛多年。发时呈持续性钝痛，胀满，嗳气频频，严重时呕恶。医院每以"胃炎"治疗，痛止后即不再在意。一周前饱食并多食油腻后，导发宿疾，腹部痛剧，持续不止，牵扯右肩背，去医院B超等检查，确诊为慢性胆囊炎急性发作。经输液服药后痛止，胀减，而总感剑突下不适，嗳气后可稍适而却又不能畅快嗳出。脉滑，苔黄厚，按压剑突下疼痛明显。诊为小结胸证。处以小陷胸汤加味：

瓜蒌仁30g，黄连10g，半夏12g，柴胡10g，郁金10g，枳壳15g，白芍30g，炙甘草10g。

3剂，水煎服。

上方服1剂，症减，服完3剂，症状消失。

38. 四逆散

四逆散为疏肝理气之祖方，后世逍遥散、柴胡疏肝散等均由此方演变而成。此方仅在《伤寒论》少阴病篇出现一次。而其原文值得研究："少阴病，四逆，其人或咳，或悸，或小便不利，或腹中痛，或泄利下重者，四逆散主之。"这里需要明了两点：一是"四逆"而无脉微细，下利清谷等，必非四逆汤的四肢厥冷，而仅是手足不温。二是其所列或然症，关乎肺、心、肾、膀胱、胃肠，加上病涉肝郁，因而该方所主之证，实际已经涵盖了心肝脾肺肾五脏。可见，条文所述五个或然证，仅是举例，并非尽述。而本方所涉之证，五脏皆可见到，才是条文的底意。那么，什么样的病机才能有如此广泛的影响面，而又以四肢微冷为主要见症呢？那就是气机阻滞，气郁不达。而四逆散就是针对这个病机的。这从四逆散的服法和加味药上还可得到进一步证明。

四逆散方

甘草（炙），枳实（破、水渍、炙干），柴胡，白芍。

上四味，各十分，捣筛，白饮和服方寸匕，日三服。咳者，加五味子、干姜各五分，并主下利；悸者，加桂枝五分；小便不利者，加茯苓五分；腹中痛者，加附子一枚，炮令坼；泄利下重者，先以水五升，煮薤白三升，煮取三升，去滓，以散三方寸匕，内汤中，煮取一升半，分温再服。

全方用炙甘草以调，枳实以降，柴胡以升散，芍药以收之升降散收的灵动之功，发挥疏肝解郁，调畅气机的作用，从而使肝气条达，郁阳得申，四逆得除。由于气郁影响甚广，可因不同个体而有多种兼夹症，需随症加施切症之药，如所列那些或然症，可分别加五味子、干姜等。

通过以上分析可以看到，四逆散证的临床表现为手足不温，而它常与很多不同症状同时出现。因而，在临床，四逆散证呈现出两大特点：一是在不同系统的多种疾病中都可见到，二是单独使用的时间少，而合方或加味使用的时间多。如加活血药、藤类药治瘰病，加温中药治脘腹冷气痛，加软坚散结药消乳房结块，加清利湿热、行气通滞药治下利，加疏利肝胆药治胸胁痛，加活血调经药治痛经……因而，在胃炎、肝炎、胆囊炎、痢疾、肠炎、痛经、乳腺小叶增生、颈淋巴结肿大、直肠癌术后肛门胀痛等众多疾病中，都可随症施用。除此以外，用之得当，它对一些奇症，有着意想不到的疗效。

◎病案举例

前阴充气胀大案

陈某，男，25 岁。性交时突受惊恐，数小时后阴茎出现前半段胀大，用手搓揉后渐消退，而次日又开始胀大，仍经搓揉消散。自此每日必作，并渐加频，日达两三次。不仅如此，胀大从前段延扩至全阴茎，发时阴茎貌似勃起而并不坚硬，捏之呈充气样，须久久揉捏方可慢慢消退。先后于某医院神经内科、泌尿科和生殖研究中心求治，或诊为过敏，或诊为神经官能症，服药均无效果。随着时间迁延，胀大开始伴阴茎疼痛，睾丸微胀，并逐步出现心烦、焦虑、纳差、早泄等症，迄今已年余。近几月来病情发展至阴茎每日胀大三四次，发后萎软，小腹及睾丸均坠胀不适，嗳气频频，身沉倦怠，并呈阳痿趋势。已延请多位中医诊治，服中药数十剂无效，情绪极为低沉。脉弦缓，舌苔黄厚而腻。

针对此证，我组织所带继承人会诊讨论。有从怪病多痰辨，主张用涤痰汤者；有从相火旺辨，主张泻肝者；有从瘀辨，主张活血化瘀者。而我则抓住交媾惊恐分析：惊则气乱，恐则下焦胀、气不行，皆涉气病。患者阴茎气胀，而阴茎为肝经所络，肝在调气中又起着重要作用，故疏肝调气为首要。患病日久，忧愁伤脾而兼湿阻症状，可兼施祛湿。

处以四逆散合三仁汤：

柴胡 10g，白芍 30g，枳实 10g，炙甘草 10g，白豆蔻 10g，杏仁 15g，苡仁 30g，厚朴 30g，半夏 10g，通草 10g，滑石 30g，藿梗 12g，荔枝核 10g，橘核 10g。

上方日服 1 剂。服完 4 剂来诊，阴茎胀大基本未再发生，小腹胀、睾丸坠胀痛大减，未再嗳气。舌苔变薄，口腻感减轻。续方加绿萼梅 10g、凌霄花 10g，再服 4 剂，痊愈。

39. 吴茱萸汤

本方仲景不仅在《伤寒论》阳明、少阴、厥阴三篇中使用，同时在《金匮要略》第 17 篇中又有两个条文（其中一条同厥阴篇）使用，说明该方在伤寒和杂病治疗中都可用到，这使该方成为临床重要的常用方。

该方所主病机相对单纯，即古今都无争议的肝胃虚寒，浊阴上逆；该方所治之症状亦简单清楚，即食谷欲呕，吐利烦躁，头痛干呕，呕而胸满及吐涎沫。按惜墨如金的仲景表述惯例，用一个条文论述足矣。为什么会在多篇章中多次专列条文论述？这一方面是，此病机在多种疾病发展过程中都可出现；另一方面则是准确针对肝胃虚寒，浊阴上逆这一病机的方剂，仅此一方。

吴茱萸汤方

吴茱萸一升（洗），人参三两，生姜六两（切），大枣十二枚（擘）。

上四味，以水七升，煮取二升，去滓，温服七合，日三服。

吴茱萸性温热味辛苦而气味浓烈，功长破阴降气。凡浊阴不降，厥气上

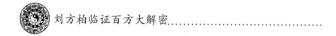

逆之证，非此药不能除。生姜温而散气，人参、大枣甘温，补脾胃之气虚。四药合用共奏破阴降气，和胃补中，暖脾泄浊之功。

明确上述方义，通过临床实践，我们可以将吴茱萸汤的临床应用指征作如下列述：

1.胃中虚寒，食谷欲呕，胸膈满闷。

2.脘腹冷痛，且多较剧烈。

3.头巅顶冷痛。可为急发，可为慢性；可为断续发作，可为持续不止；程度可从轻度到无法忍受之剧痛。

4.干呕不止。

5.呕吐清水，或频唾涎沫。

6.下利，烦躁，而四肢厥冷。

7.寒疝痛。

8.阴囊挛缩痛。

9.舌苔白滑，脉沉弦。

上列前8条任一条加脉舌象都可使用本方。

本方吴茱萸起关键作用。治疗上述见症时，一般用量在 10 ～ 30g 间。但因该药气味特浓，且有小毒，故部分患者服后出现头昏欲呕，烦躁不适等现象。这是药直击病所的一种类似于"瞑眩"的最佳剂量反应，不必惊慌，静卧后一般很快即可恢复。当然，临床若遇年老体衰病人，可适当减轻吴茱萸用量，加大其他三药用量。

本方临床可用于慢性胃炎、胃及十二指肠溃疡、神经性头痛、高血压、妊娠呕吐、美尼尔氏综合征、幽门痉挛、幽门梗阻及滞颐等。

◎病案举例

案一、剧烈头痛呕吐

石某，男，12 岁。间断呕吐一年，头痛 20 日。

近一年来常口泛清水，时呕吐。20 天前突然开始头痛，自服去痛片缓解，从此每日服数片维持。半月前某日清晨 5 时突然头痛欲裂，呕吐，继而昏迷，急送入某医院，诊为结核性脑膜炎。

入院检查：心电图：心律失常，偶发早搏，左心室高电压。脑血流图：脑动脉供血不足。X线胸部摄片：无阳性发现。脑脊液检查：脑脊液压力升高。经中西医治疗8天无效，自动出院，来我处求治。

目前，头持续性钝痛，阵发性剧痛。剧痛时抱头叫喊，头欲裂开，呕吐大量清水，项痛。剧痛间隙时始终伏案少语，不愿抬头答话。面孔苍白无华，脉细，舌苔黄厚，舌心干，微黑。

辨为肝胃虚寒，阴寒上逆之头痛呕吐证，处以吴茱萸汤加味：

吴茱萸20g，人参10g，生姜10g，大枣10g，炙甘草10g，川芎20g，葛根30g，半夏10g。

因病情重而病程长，且住院治疗无效，故只开1剂。孰料第二天来诊，云服药两次呕吐即止，头痛大减，1剂服尽，头不再剧痛，精神转好，对答如流。前后共服药5剂，症状完全消失，舌苔退尽。

案二、腹痛

龚某，女，63岁。腹痛半年多，脐左侧为甚，白日隐痛不止，夜间疼痛加重，至不能平卧，须坐起或俯压，并感腹跳。

经某"三甲"综合医院作胃镜、肠镜、腹部彩超等检查，除肝内多个小囊肿、右肾囊肿外，无阳性病理体征发现。经治无效。

来诊时除持续腹隐痛，夜间加剧外，嗳气，纳呆，身软，腹中气蹿走感，腰背痛。脉迟细，苔薄黄。辨为少阴虚寒、浊阴内阻之腹痛证，处以吴茱萸汤合真武汤、小建中汤加味：

吴茱萸10g，炙甘草10g，生姜15g，炮附片20g，白芍30g，炒白术12g，桂枝12g，大枣20g，炮姜10g，胡芦巴20g，砂仁10g，饴糖30g（烊）。

上方服完3剂，腹痛大减，尤其饮食大增，由原纳呆变为每顿吃一大碗，睡眠亦好转。守上方共服10剂，痊愈。

案三、滞颐

王某，男，2岁。自生下几个月后即涎唾如线般淌流，每日以棉垫塞于项下，须置换数次。自汗，时哭闹不止，用热手帕敷烫腹部哭可立止，纳食、吮乳均

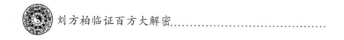

差，神情委顿。以吴茱萸汤合五苓散，2 剂症大减，4 剂而愈。

40. 旋覆代赭汤

旋覆代赭汤是仲景用治胃阳受伤，出现心下痞硬，噫气不除的一首方剂。此方虽然只在《伤寒论》中用过一次，但因其所针对的病机是胃虚气逆，痰气交阻，肝气乘袭，故在眩晕、急慢性胃炎、胃十二指肠溃疡、胃扩张、胃神经官能症、幽门不全梗阻、食管癌、胃癌初期、膈肌痉挛、妊娠呕吐及奔豚症等多种疾病治疗时，都被广泛使用。

旋覆代赭汤方

旋覆花三两，人参二两，生姜五两，代赭石一两，甘草三两（炙），半夏半升（洗），大枣十二枚（擘）。

上七味，以水一斗，煮取六升，去滓，再煎取三升，温服一升，日三服。

中阳亏损，胃气弱而不和，痰气动而上逆，既是导致心下痞硬，噫气不除的原因，也是前列诸多病证在某阶段的病机所在，因而用之皆效。

方中旋覆花咸温，疏肝利肺散结，以软坚而消散结气；代赭石质重坠而降痰气，以镇虚逆；生姜、半夏辛温能散，以消痞气；人参、炙甘草、大枣甘而益中，以补胃弱。

值得注意的是，该方代赭石用量仅一两，是七味药中用量最轻的。而方名却选用了它，这是什么原因呢？因代赭石质重坠而性沉降，用量过大则直趋下焦，药过病所，必难获效。虚逆痰气必赖其镇，故当为主药；量大则药过病所，故用量须小。这是此方组合的一个玄机，也是临床使用时能否获得最佳效果的关键。

此外，还有一个问题，就是噫气。何谓"噫气"？多数医家认为是呃逆，而另一部分医家则认为是嗳气。验之临床，用之均有效。因此，不必凿分呃逆嗳气，只要符合胃虚痰阻，冲气上逆的病机，都可使用。

◎病案举例

案一、顽固性呃逆

李某，男，76 岁。呃逆，泛酸，烧心，断续发作两年。患者呃逆特重，昼夜不止。每于夜间睡卧时，呃声频频，呃声让同室病友或家人无法安睡。呃甚时食物从胃中返出口内，泛酸烧心。如是者，每年达 300 天以上，痛苦万分。遍作 CT、核磁共振、胃镜、肠镜、食道活检等各种检查，发现浅表性胃炎、胃溃疡、反流性食管炎、食道多发性溃疡。并有高血压、脑动脉供血不足、脑萎缩等多种疾病。先后于某军区总医院等多家"三甲"医院数次住院，不见好转，每次都在医院束手无策时，只得出院。

来诊时瘦削形衰，神疲懒言，呃声频频，在陈述病情时不断被呃声打断。脉弦缓，苔薄黄。我几乎没有考虑其多次在大型综合医院住院无效的经历，直断其为胃虚气逆，肝气乘袭，肝胃失和，气动上逆的顽固性呃逆证。又考虑到凡呃之证必缘气郁气逆，而四逆散性兼调降散收，功长疏肝解郁，故用旋覆代赭汤合四逆散加味：

旋覆花 10g，半夏 12g，赭石 12g，人参 12g，炙甘草 10g，白芍 15g，柴胡 10g，炒枳实 10g，公丁香 10g，柿蒂 10g，大枣 20g，牡蛎 30g，瓦楞子 30g，生姜 20g。

水煎服，日 1 剂。

服完 2 剂来诊。进入诊室还未坐下，其保姆即说，上方服下一次，就于沙发上入睡，睡中呃逆停止，醒后亦未再发。服完 2 剂，诸症均减，胃中十分舒适。患者欣喜之情，溢于言表。后时有小发，或中途新出现一些症状，均以本方随症加减控制。

案二、奔豚气

简某，男，41 岁。气从小腹上冲，断续发作一年多，伴腹痛，腹中鸣响。发作时须不断用拳捶打胸部，日作数次，曾辗转于多家医院治疗无效。近 10 天来发作时腹痛较以往加重，如咬如钻，难以忍受，大便干结，嗳气频频。脉迟细，舌质略红，苔黄。此患虽为奔豚，而其嗳气不断，是为气郁气逆。因此，用旋覆代赭汤合桂枝加桂汤：

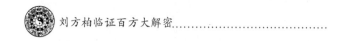

旋覆花 10g，赭石 10g，桂枝 25g，白芍 20g，炙甘草 10g，大枣 10g，半夏 10g，党参 30g，生姜 30g。

服药 2 剂，诸症大减，加李根白皮，再服 3 剂痊愈。十余年后，因他病来诊，前病从未再发。

41. 乌梅丸

由于乌梅丸对胆道蛔虫症疗效确切，不仅中医使用，西医一遇此病，也直接处以本方。我曾遇一放射科医生，他不懂中医，而对乌梅丸治疗胆道蛔虫症却十分熟悉。因为多年临床中，一查见此症，投用本方后，多可药到病除。这使本方成为了经方中专病专方的一个典范。

而本方的作用是不是仅止于胆道蛔虫呢？当然不是，胆道蛔虫仅是其所主之"一证"罢了。《伤寒论》出此方时，是针对蛔厥而立的。但长期以来，人们把胆道蛔虫与蛔厥划起了等号，从而将本方作为了专治胆道蛔虫之方，这就大大缩减了本方的应用范围。其实，胆道蛔虫只是蛔厥的一种表现，而蛔厥的另一重要表现"静而复时烦"，却被临床完全忽视了。而它恰恰是本方最具特异性功效的所在。

先师江尔逊，早年治麻疹患儿后期之烦躁症，终不得效。一日，见患儿神疲静卧，忽然烦躁难耐，四处爬滚，但烦躁一阵后又安卧如常，而移时又起。恍然醒悟，这不正是《伤寒论》338 条"蛔厥者……今病者静，而复时烦"的蛔厥证吗？于是虽然患儿并无吐蛔见症，仍用乌梅丸。药后患儿再未烦躁。后治同样见症，西医儿科之谓"麻后脑病者"，每投皆效。

仲景在用乌梅丸治蛔厥的同时，特别标明该方"又主久利"。为什么主久利而非下利？这是因为久利多虚，久利多寒热错杂。让我们通过该方组合情况来加以认识。

乌梅丸方

乌梅三百枚，细辛六两，干姜十两，黄连十六两，当归四两，附子六两（炮、去皮），蜀椒四两（出汗），桂枝六两（去皮），人参六两，黄柏六两。

上十味，异捣筛，合治之。以苦酒渍乌梅一宿，去核，蒸之五斗米下，饭熟捣成泥，和药令相得，内臼中，与蜜杵二千下，丸如梧桐子大。先食饮服十丸，日三服，稍加至二十丸。禁生冷、滑物、臭食等。

关于乌梅丸方义的分析，以柯韵伯的"蛔从风化，得酸则静，得辛则伏，得苦则下"为最具权威性之说。而这却未能回答它为何能主久利。那么，它又如何主久利呢？这首先是利之既久，则非寒热虚实某种单纯情况可统，病位已非脾胃肝肠某个单一脏腑受伤，而往往是脾胃虚寒，寒热错杂，土虚木乘之候。木者，厥阴肝也，而乌梅丸为厥阴病之主方。方中乌梅味酸敛肝而收涩，连柏苦以清热而厚肠，参归甘调养气血，辛附姜桂椒辛温而温阳逐寒。这种酸苦甘辛合用，收清补温并施的组合，恰好针对了久利泻、热、虚、寒并存的复杂见症和病机。所以，本方治久利的疗效，并不亚于治蛔厥。不仅如此，一些久咳、遗精、妇女带下等寒热错杂、虚实互见的患者，用之亦疗效显著。

当然，由于时代因素，现代用该方时，再没有按原方要求那样制作，而均以原方药物直接煎服，这里省去的不仅是制作环节，还有米和蜜两味药物。这必然在一定程度上削减了本方的功力。

◎病案举例

案一、久泻

杨某，男，37岁。春节后开始食欲减退，进食后反酸，呕。未予重视，拖延数日，不见好转，方就诊服药。药后呕止，而稀便不止，排出物或稀烂，或水样，或黏涩。数月来，大便由一日一两次，渐至五六次，便后肛热，重坠不适，纳谷日减，形体日消。

大便镜检：有脂肪球、白细胞。胃镜：浅表性胃炎，幽门螺杆菌（＋）。肠镜：无异常发现。

患者历经多家省级"三甲"医院中西治疗，全然无效，焦虑不堪而厌于就诊。

来诊时病程已7个多月，体重减轻达30市斤，消瘦明显，慢性病容，神疲懒言，脉迟细，舌质红，舌苔黄。

诊为泄泻，处以乌梅丸加味：

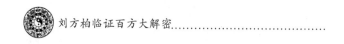

乌梅 10g，北细辛 10g，肉桂 6g，白人参 10g，炮附片 10g，干姜 10g，黄连 10g，黄柏 12g，生麦芽 12g，生山药 30g，淫羊藿 12g。

上方仅服 2 剂，大便即接近成形，排便从每日六次减至两次。疗效之速，令我始料不及。续方再服 15 剂，诸症完全消失，纳食正常，大便日排一次，滋润成形。3 个月后，专门来电告知，体重已恢复至病前的 146 市斤。

案二、带下

杨某，女，40 岁，乡间农妇。三年前开始白带增多，如水如溺，腰酸，腹冷胀不适，断续治疗无明显效果。渐带下变稠，色黄气味臭，腰膝酸软，纳差神疲，头昏气短，倦怠懒言。西医妇科以慢性盆腔炎治，不见效果。又先后延请多名中医治疗，仍不见效。来诊时面唇无华，脉迟细，苔白滑。

处以乌梅丸加味：

乌梅 20g，白人参 12g，肉桂 10g，炮附片 20g，北细辛 10g，川椒 10g，黄连 12g，黄柏 20g，当归 10g，炮姜 10g，菟丝子 20g，桑螵蛸 15g，草薢 20g。

服药 3 剂，带下大减，精神稍好。续上方再服 6 剂，带下止，诸症均明显减轻。后以上方随症小作加减，治疗月余，诸症消失。

42. 理中汤

理中丸方

人参、干姜、甘草（炙）、白术各三两。

上四味，捣筛，蜜和为丸，如鸡子黄许大。以沸汤数合，和一丸，研碎，温服之，日三四，夜二服；腹中未热，益至三四丸。然不及汤。汤法，以四物依两数切，用水八升，煮取三升，去滓，温服一升，日三服。若脐上筑者，肾气动也，去术，加桂四两；吐多者，去术，加生姜三两；下多者，还用术；悸者，加茯苓二两；渴欲得水者，加术，足前成四两半；腹中痛者，加人参，足前成四两半；寒者，加干姜，足前成四两半；腹满者，去术，加附子一枚。服汤后如食顷，饮热粥一升许，微自温，勿发揭衣被。

本方出在《伤寒论》霍乱和阴阳易差后劳复两个篇章中。此外，在《金匮要略·胸痹心痛气短》中以人参汤名出现一次。

全方药仅四味，剂量等同。看似平淡，而却反映了五个特点：

1. 三个条文分别用于三种不同适应证。

2. 加减法达 8 种。

3. 明确提出了药后疗效的测定法。

4. 剂型上丸汤两用。

5. 方后饮粥。

只有剖析了上述五点后，才能准确而灵活地用好此方。

首先，三个条文将该方分别用于吐泻、泛唾涎沫和胸痹心痛。三证看似无关，其实都属中阳虚损，失于统摄温煦，故均用理中汤温中散寒，健脾燥湿以治。该方因此而被认为是温中健脾第一方。而其所体现的"养阳之虚，即以逐阴"的治法，在临床运用中又开了扶正固本而疗冠心病之先河。第二，本方加减法达 8 条。其中加药者 3 条，易药一味者 1 条，而仅强调加重某药用量或保留某药者达 4 条，反映了本方兼具特效方和基础方的双重特性。该方对中焦脾胃虚寒吐泻类疾病为特效方；而因脾胃虚寒日久，上可干心脉，下可犯肾肝，故列举若干应对之法。这些应对之法为什么均无大变，而仅在原方基础上稍作调整呢？那是因为病皆发端于脾胃，故执中州即可运四旁，而这时它已成为了基础方。这就是本方后世能衍生出连理汤、治中汤、理中化痰丸、枳实理中汤、丁蔻理中汤、理中安蛔汤等众多方剂的原因所在。第三，服药后腹部出现热感，是脾阳恢复表现，若无此反应，需增大用量。它是运用本方时的一把量效关系标尺。第四，丸者缓也，汤者荡也。本方治慢性病时用丸剂，急性病时用汤剂。第五，服下本方一阵后，要喝热稀粥一碗，以鼓舞胃气而助药力，使药效得到最佳状态的发挥。

通过以上分析，我们明确了理中汤临床运用的相关具体问题。从而在急慢性胃炎、急慢性肠炎、胃神经官能症、胃及十二指肠溃疡、血小板减少性紫癜、过敏性紫癜、便血、冠心病、肺心病、复发性口疮等疾病中可加以使用。

理中汤的临床见症为：

1. 下利不渴，腹满呕吐。

2. 腹中微痛，不思饮食。

3. 病后泛吐涎沫。

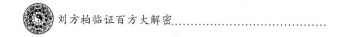

4.胸脘痞塞，胸背疼痛。

5.便溏腹冷，手足不温。

6.脉沉迟，或缓弱；舌质淡，苔白滑或灰黄而滑。

前五条任一条加脉舌象即可使用。

◎病案举例

复发性口疮

张某，男，32岁。体力劳动者，好酒而恣食生冷，三年前开始唇舌疼痛、溃疡。初时两三月一发，发时口内红痛，两三日溃破成浅溃疡，局部疼痛，自服三黄片等清热药可稍见好转，并逐渐消退。但以后发展至每月必发一次，且症状愈来愈甚，舌旁及颊唇每有两三个米粒及黄豆大溃疡，四周色淡，神疲纳差，大便长期不成形，较常人畏冷，脉迟而无力，舌质淡，薄黄苔。此脾胃因恣食生冷而伤于前，屡受清热伤阳药之损于后，治当温土而敛火。理中汤加味：

炒白术 15g，干姜 12g，人参 12g，炙甘草 12g，藿梗 15g，葛根 30g，儿茶 10g，大枣 20g。

服上方 3 剂，溃疡变小，疼痛减轻。服药 9 剂，溃疡消失，诸症亦随之消失。再服 12 剂巩固，后一直未再复发。

43. 竹叶石膏汤

竹叶石膏汤是治疗肺胃气阴两伤，余热未尽的一张补而兼清的方子。仲景将其放在六经及霍乱篇后的阴阳易差后劳复篇，成为《伤寒论》的最后一方。因而，传统认为，该方是热病后期的调养方。通过清热而扫余邪，益气生津而复正气，以起"炉烟虽熄，防灰中有火"的作用。

竹叶石膏汤方

竹叶二把，石膏一斤，半夏半升（洗），麦门冬一升（去心），人参二两，甘草二两（炙），粳米半升。

上七味，以水一斗，煮取六升，去滓，内粳米，煮米熟汤成，去米，温服一升，日三服。

该方用气味甘凉，性质清轻，擅清气分之热的竹叶与石膏相配，以清热除烦，用人参、麦冬之甘润以养阴生津，用甘草、粳米益气扶正，而用半夏一药看似略显"另类"，实甚和谐。因为其味独辛而能和诸药，并下气止呕，其性偏温而能化滞以防麦冬致凝。从而使全方性非寒凉而能清，味非浓厚而能补。可广泛适用于消渴、血证、癌症化疗后、顽固性口疮、外科术后烦热、气郁呕逆等证，以及热病杂证导致的肺胃阴伤，胃失和降，症见心烦呕恶，口渴欲饮，身有微热，虚羸少气者。

该方证之脉象多为虚数或细数，舌质偏红、微干而少苔。

临床糖尿病表现为上消、中消见证者，胃热积炽而致牙龈出血者，可首选此方。

◎病案举例

案一、消渴

帅某，男，50岁。近三个月来口渴，喜冷饮，日饮不断而仍干渴不止。多食善饥，体重日减，面鬓黑消瘦，小便混浊，查空腹血糖 14.1mmol/L。先后治以白虎加人参汤、八仙长寿丸、钱氏白术散等十余剂，效果不显。细究其大便干结，舌质红、苔薄黄而干，脉弦而细数，血糖高，属消渴无疑。证属肺胃热甚津伤，虚羸少气，治当以清热生津，益气养阴。仲景所立竹叶石膏汤，才是最为对证之方。因此，遣以竹叶石膏汤加味：

竹叶 20g，石膏 40g，西洋参 10g，麦门冬 20g，半夏 10g，甘草 10g，黄连 20g，黄精 10g，黄芩 10g，石斛 12g，花粉 12g。

上方水煎，每日 1 剂。服完 5 剂，口渴善饥大减，大便不再干结，精神稍好。服完 15 剂，诸症更明显减轻，查空腹血糖降至 6.7mmol/L。再坚持服药 30 余剂，随访五年，病情稳定。

案二、齿衄

易某，男，32岁。半月前痛饮，纵食火锅后呕吐，呕止后一直自感不适，纳谷不香，渴欲饮冷，大便干结，口干口臭。自购三黄片、龙胆泻肝丸等服后无效。数日前牙龈出血，初为刷牙或用力吸吮时出，近两日终日自然溢浸出血，心烦意乱。诊其脉细数，苔黄稍燥。证属辛辣炙煿，胃腑积热，此《灵枢·百病始生》所谓"阳络伤则血外溢，血外溢则衄血"之齿衄证。治当清阳明而护阴津，竹叶石膏汤加味：

竹叶 15g，石膏 30g，生地 30g，麦门冬 20g，半夏 10g，甘草 10g，大黄 6g，大枣 20g，白茅根 30g。

上方服 2 剂衄减，服完 6 剂衄血全止，其他症状也完全消失。

44. 防己黄芪汤

防己黄芪汤是仲景用治表虚不固，风湿或水湿郁于肌表经络之方。

防己黄芪汤方

防己一两，甘草半两（炒），白术七钱半，黄芪一两一分（去芦）。

上挫麻豆大，每抄五钱匕，生姜四片，大枣一枚，水盏半，煎八分，去滓，温服，良久再服。喘者加麻黄半两，胃中不和者加芍药三分，气上冲者加桂枝三分，下有陈寒者加细辛三分。服后当如虫行皮中，从腰下如冰，后坐被上，又以一被绕腰以下，温令微汗，差。

此方临床全方单用者少，而加味应用或合方应用则甚多。原方所举"喘"、"胃中不和"、"气上冲"及"下有陈寒"的加味，实际上可以看做是该方加味可治上、中、下三焦病证的举例。从临床实际看，该方因具补气健脾、渗利水湿、标本兼治之功，因而，不论表虚、里虚所致之虚性水肿，用之均宜。临床用治急慢性肾小球肾炎、心源性水肿、风湿性关节炎、特发性水肿等病，均有良好的效果。

其具体应用指征为：

1. 汗出恶风，身疼体重。

2. 身重着不移，酸麻肿痛。

3. 身浮肿，小便不利。

4. 脉浮，舌淡苔白。

上列前三条，任一条加舌脉象均可投用。

◎病案举例

案一、水肿

张某，女，48 岁。全身浮肿半年多。浮肿以下肢为甚，每于午后轻按即没指，小便短少，气短乏力。曾作尿检、肾功、心脏彩超、甲状腺检测均无阳性发现，月经混乱已 3 个月。西医诊为特发性水肿，以利尿药等治疗即可消，而停药又发。随着病程加长，现更动辄汗出，身沉懒动。来诊时面浮少华，双下肢明显水肿，脉浮缓无力，舌淡苔白。诊为气虚水肿，予防己黄芪汤加味：

防己 10g，黄芪 30g，炙甘草 10g，白术 15g，生姜 10g，大枣 20g，苡仁 30g，赤小豆 30g，泽泻 30g，炮附片 20g。

服药 3 剂，水肿减轻。服完 7 剂，水肿消退。再服 7 剂后停药，不再复发。

案二、风湿

刘某，男，28 岁。夏日于野外突遇大雨，返家途中涉溪水而遇洪水，于水中冒雨苦挣登岸返家，汗水雨水难分，淋漓而下。至夜，全身恶寒踡卧，总感有风吹拂，紧裹被褥而大汗淋漓，身疼重酸软。出诊至病榻前，除上述见症外，面浮，脉浮缓无力，舌微胖大，白滑苔。

证系疾行奔走过程中，汗出冒雨，复于水中惊恐汗出，持续大汗，腠理俱开，表虚不固，水邪乘机渗入，郁于肌表，留着肌肤之风湿证。处以防己黄芪汤合桂枝加附子汤：

黄芪 30g，防己 10g，白术 15g，炙甘草 10g，桂枝 12g，白芍 30g，生姜 12g，炮附片 20g，大枣 20g。

服完 1 剂症减，服完 3 剂，痊愈。

45. 升麻鳖甲汤

升麻鳖甲汤是仲景用治阴阳毒的一个专方。由于阴阳毒究系何病，迄今不明，加上所描述的典型症状并不多见，因此，本方临床运用者并不多，历代医案也少见。近人偶有用于红斑性狼疮及血小板减少症的报道，也仅一鳞半爪。而本方用治一些顽固性皮肤病，如不明原因的瘀斑、顽固性日光性皮炎等，疗效颇佳，尤在治口眼生殖器综合征时，疗效堪称神奇！该病即中医之狐惑病，本证病情迁延反复，患部溃破糜烂，乃湿热蕴结，郁久成毒所致。而升麻鳖甲汤所针对的病名即"毒"，症状亦以"咽喉痛，唾脓血"之毒蚀为主要表现，为疗毒专方。方中升麻功擅解毒，雄黄《本草纲目》谓其能"杀邪气百毒"，鳖甲《神农本草经》谓其"可主阴蚀恶肉"，于理于方于药均是一首攻毒之方。根据这种分析，我将本方移用治狐惑病，屡投屡效，并确认了这是一首治疗狐惑病的高效方！

升麻鳖甲汤方

升麻二两，当归一两，蜀椒一两（炒去汗），甘草二两，鳖甲手指大一片（炙），雄黄半两（研）。

上六味，以水四升，煮取一升，顿服之，老小再服，取汗。

方中蜀椒一药，人们不得其解，其实它是缓雄黄之毒，并防雄黄服下后的不适反应的。

◎病案举例

案一、重症狐惑

吴某，男，49岁。咽喉及牙龈红肿疼痛断续发作4年，此次加重一月余。

因口腔痛，咽部周围白斑疼痛，治疗无效渐至吞咽唾液时痛至汗流，多日不能进食，体力不支，于某省医院求治。细菌培养，明确为真菌感染，而治疗无效。来诊时走路需人搀扶，因畏痛而不能说话，重病容，虚弱态。上腭至咽喉泛发红肿，其间散发脓点和溃疡，张口受限。脉左三部迟细，舌质暗，舌体厚大，舌面满布雪花状苔。我用清胃泄热解毒法治，无明显效果。仔细询问，除口腔外，前阴也肿痛，只是怕分散了医生的注意力，分散了对口腔剧痛的治疗而一直未予陈述。我恍然大悟，这不是《金匮要略》所谓"蚀于喉为惑，蚀于阴为狐"的狐惑病吗？乃投以升麻鳖甲汤加味：

升麻15g，蜀椒10g（炒），鳖甲20g，生地黄15g，茵陈20g，雄黄2g（冲），玄参10g，儿茶10g，蜈蚣1条，甘草10g，当归10g。

上方服完3剂，口腔红肿溃疡明显减退，疼痛大减，能随意进食软流食品，龟头包皮水肿也见消退。患者一反初诊时的痛苦表情，轻松地讲述了两个多月来的痛苦经历。上方去儿茶，加赤小豆 30g，并加外用苦参 30g 煎水熏洗前阴，数剂而痊愈。

案二、顽固性日光性皮炎

古某，女，42 岁。每年春天开始，一受日光照晒，面部即充血发红斑，瘙痒疼痛，几日后脱屑症减，而稍一不慎又发，如此反复不止 8 年。曾于某皮肤病研究所等处治疗，效果不佳。也曾连续静滴地塞米松等数日，仍不见效。来诊时满面红斑，疼痛瘙痒，部分红斑表皮脱屑，口燥咽干，坐立不宁。苔黄偏干，脉平。诊为阳毒为患，处以升麻鳖甲汤加味：

升麻 15g，鳖甲 15g，当归 10g，生地黄 30g，紫草 30g，防风 10g，雄黄 1g（冲），甘草 15g，赤芍 10g，蜀椒 10g（炒）。

上方仅服完 1 剂，面红大减，肿消退，痛痒减轻。又服 3 剂，红肿退尽，唯两颧尚有极少隐斑，续方数剂巩固。

46. 柏叶汤

柏叶汤出在《金匮要略》第十六篇，原文十分简略："吐血不止者，柏叶汤主之。"

其方为：

柏叶、干姜各三两，艾三把。

上三味，以水五升，取马通汁一升，合煮，取一升，分温再服。

这是一首作用明确，主治专一，而临床运用却不畅的方剂。造成这种不畅的原因，一是对经文的浅读，二是对吐血病因的片面理解。

我们来简要分析一下。首先，经文"吐血不止"四字背后隐含着的是并非新发，因为既言"不止"，必已早用寒凉类止血药无效。而"柏叶汤主之"，按仲景用词惯例，"主之"是首选，是必用。那么，用寒凉类治疗无效而必用此方，说明什么呢？说明此方是针对虚寒出血证用以温阳摄血之方。

造成对经文"浅读"的原因，是对吐血病因的片面理解。拘泥于"血之妄行，未有不因于热之所发……血气俱热，血随气上，乃吐血"的泛论。在这种认识下，要么对方中药物作用作削足适履的解释，要么干脆对该方弃而不用。使代表了温阳摄血一大治血法门的柏叶汤在临床未能发挥其止血"方面军"的作用。

方中干姜、艾叶是没有争议的性味辛温之药，柏叶性仅属微寒，不属凉血止血药，是任何类型的出血皆可使用的止血药。姜、艾在方中的作用不是"防凝"，而是温阳摄血。至于马通汁，今已不用，而以童便代之。童便即人尿，以健康小孩的中段尿为最佳。人尿味咸性寒，能滋阴降火，消瘀止血。临床证明，该方不仅适用于吐血，凡不具实热火动指征，且久经治疗出血不止者，不论吐血、咳血、咯血、衄血，皆可一律以此方为主，随症加减。且大多数情况下，只用柏叶、干姜、艾，效果也很佳良。

◎病案举例

咯血

袁某，女，60岁。断续咯血30年。初发数年一次，渐加频，及至近半年，一日多次发生，痰唾均混鲜红血液。咯血前左胁肋痛，咳嗽，心悸气憋，头昏欲倒感。胸部CT：左下肺点状影，性质待定，血常规及B超等无异常发现。口腔及咽喉无充血水肿。脉迟细，右三部尤迟细，苔薄黄。诊为阳络受伤之咯血证。

处以柏叶汤合归脾汤加味：

侧柏叶20g，干姜10g，艾叶10g，炒白术10g，黄芪30g，白参10g，当归10g，茯苓10g，元肉10g，大枣20g，白及10g，山药30g，仙鹤草30g，阿胶10g（烊）。

服完3剂后复诊，咯血大减。续原方3剂，服完后血已全止，所伴见之诸症亦大减。再服上方6剂巩固，30年之痼疾得以荡除。

47. 栝楼薤白半夏汤

栝楼薤白半夏汤是治疗胸痹的专用方。胸痹是由胸中阳气不振，肺失肃降而致之胸部疼痛证。其疼痛特点为胸痛穿透达背，重者可伴见呼吸气短，喘息咳唾，脉迟或律乱。

胸痹与冠心病、心绞痛十分相似。在文献里，胸痹、心痛、真心痛是分列章节的，实际是论述了胸痹有轻、中、重型的不同。临床实践表明，无论哪种类型，本方都有应用的机会。这提示了本方在冠心病、心绞痛、心肌梗死的病程中，只要有痰浊阻滞者，都可遣用。

栝楼薤白半夏汤方

栝楼实一枚（捣），薤白三两，半夏半升，白酒一斗。

上四味，同煮，取四升，温服一升，日三服。

《灵枢·五味》有"心病宜食薤之说"，说明薤白在治胸痹诸方中的重要作用。本方用薤白辛温通阳，散结宣痹，用瓜蒌苦寒滑利，豁痰下气，用半夏以逐痰开结。方中白酒即米酒，也可以普通白酒代，取其轻灵透达，温通阳气，并助薤白有效成分更好地溶解。共奏温通胸阳，豁痰散结，宣痹畅达之功。

本方不仅是治疗胸痹轻中度患者不可取代之方，尤其在重症胸痹或真心痛时，酌情合用他方，或加用某些药物后，可以收到挽大厦于将倾的急救作用。

◎病案举例

真心痛

李某，男，75岁。数日前心前区剧烈疼痛，伴呵欠频频，汗出呕吐，急入某三级综合医院抢救。病情稳定后行冠脉造影，发现"右冠状动脉近段90%狭窄"，准备进行支架介入。但担心血管太为狭窄，无绝对成功把握而未敢实施。疼痛缓解后仍留院治疗。患者不仅十分难受，且十分焦虑，乃求诊于我。刻诊：心前区闷痛，无可名状之不适感，头闷头昏，手足厥冷，大便干结，面及唇色晦暗，精神委顿，脉迟细，舌质微暗，舌苔薄黄。诊为阴寒内盛，胸阳内痹，痰瘀交阻之真心痛。处以栝楼薤白半夏汤合桂枝加桂汤加味：

瓜蒌皮 10g，瓜蒌仁 10g，薤白 12g，半夏 12g，枳实 10g，桂枝 15g，赤芍 10g，炙甘草 10g，大枣 15g，水蛭 10g，黄芪 50g，红参 10g，血竭 5g（冲），

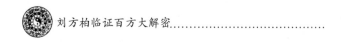

炮附片 20g，生姜 10g。

上方水煎，服完 1 剂即感心前区闷压感消失，大便通畅，头闷大减。服完 2 剂后自觉十分舒适，治疗信心倍增。再服 2 剂，自觉症状消失，面色及精神明显好转，舌暗减退，脉缓而有力。前方减血竭、水蛭，又服十余剂巩固，迄今已过 9 年，仍健在。

48. 白通加猪胆汁汤

这是一个扶危救急方。少阴病本为六经病深重阶段，而白通加猪胆汁汤所主之证，又是少阴之重症。其表现为：下利经用白通汤等法以治不仅不止，且呈滑脱之势，脉象由微而欲绝，并见四肢厥冷，呕逆而烦。有时还可见到身热而近衣，口渴而不欲饮，脉大而无根的现象。其病机为阳气衰极，阴寒内盛，一丝残阳被盛极之阴寒所迫，上越欲脱。这时遣用此方，当然是欲挽大厦于将倾。而能否挽住呢？有一个观察的"金指标"，那就是服药后脉慢慢来复者，则已挽住；若脉突然浮大滑数者，则挽救失败。因为脉慢慢来复，说明药后阳气得到固护，浮阳得以敛归，正气开始自复；而脉突然浮大滑数，则是孤阳无依，无根之阳发露无遗，一线生机将绝。

所以，白通加猪胆汁汤的作用有二：一是抢救作用，二是预测作用。

白通加猪胆汁汤方

葱白四茎，干姜一两，附子一枚（生、去皮、破八片），人尿五合，猪胆汁一合。

上五味，以水三升，煮取一升，去滓，内胆汁、人尿，和令相得，分温再服。若无胆，亦可用。

本方用葱白通上焦之阳，下交于肾，附子启下焦之阳，上承于心，干姜温中土之阳，以通上下。上下交，水火济，阴盛格阳之证即解。而佐入苦降咸寒之猪胆汁、人尿以引阳入阴，起"从者反治"作用，避免格拒不受现象发生。从而发挥药趋病所，破阴回阳之功效。

本方现在临床极少人用，我把经方中这类极少人用的方称作冷僻经方，并进行了专题研究。这类冷僻经方经粗略统计有 40 首，而《伤寒论》载方

112 首，《金匮要略》载方 253 首（含附方 28 首），扣除两书重复的 29 首，两书一共载方仅 336 首。336 首方中，就有近 40 首被搁置不用，是何等的宝贵资源浪费！当然，造成这种情况的原因是很多的，而受时代习惯影响，是其中的一个重要原因。本方少人应用，就属这类情况。人尿被视为污浊，猪胆临时需要，哪里去找，况且苦浊难咽。于是医生绕开圈子走，弃而不用。殊不知人尿、猪胆汁均系动物自身泌泄之物，其所含成分与人体具"同一性"，用以纠正人体特殊情况下的失衡状态，是其他药难以取代的。

◎病案举例

张某，男，58 岁。身大热不去一周，口干但不索饮，便稀，咽喉干痛，烦躁不安，汗出肢冷，曾用西药治疗症稍减而复如故。也曾用白虎加人参汤 3 剂，非仅不效，且更加倦怠踡缩。来诊时身热面赤，懒言身踡，口干舌燥而不欲饮，汗冷。脉沉细，两尺尤微，舌红而微卷，干燥少苔。细究其热甚、舌红干、烦躁，当属阳明病，而表热甚却身喜踡屈，口干但并不思饮，烦躁却更显神疲，服白虎加人参汤却热不减，脉沉细而两尺微，则非阳明病。联系《伤寒论》见"身踡"有三条，一为"不治"，一为"死"，而独 289 条云："少阴病，恶寒而踡，时自烦，欲去衣被者，可治。"这里以"欲去衣被"标志阳气尚存，本患者身踡而热，说明浮阳越而未绝，当属可治。乃诊为少阴阳衰，阴盛格阳之真寒假热证，处以白通加猪胆汁汤：

生附片 12g，干姜 10g，葱白 10g，牡蛎 30g，肉桂 6g，细辛 10g，猪胆汁 1 个，人尿 60ml。

水煎，煎成后兑入健康儿童中段尿和猪胆汁。为防格拒，嘱待药冷后少量多次分服。

孰料服完 1 剂，热势得减，烦躁得止，余症也随之减轻，改通脉四逆汤 3 剂，服完后诸症消失。

49. 白虎加人参汤

白虎加人参汤仲景不仅在《伤寒论》太阳病篇中四列条文使用，在阳明病篇一次使用，并且在《金匮要略》痉湿暍和消渴篇两次遣用，后世温病学家更是喜用本方，足见本方是伤寒、温病、杂病皆疗的一个常用方。

白虎加人参汤方

知母六两，石膏一斤（碎、绵裹），甘草二两（炙），粳米六合，人参三两。

上五味，以水一斗，煮米熟汤成，去滓，温服一升，日三服。

本方即白虎汤加人参而成。白虎汤证一般以大热、大汗、大烦、大渴、脉洪大之"五大"概括之。当白虎汤证津伤甚重，突出表现为大烦渴不止时，则可用本方以治。方中石膏辛甘大寒，直清肺胃之热；知母苦寒滋水；炙甘草、粳米之甘，以救津液之虚，且制石膏之悍；人参以补益气阴。

本方可用治伤寒阳明热甚，温病气分热炽，杂病肺胃热盛，表现为烦渴多饮，高热汗出，脉洪大或滑数，舌红质干，苔黄而燥的热盛津伤的诸多病证。如新感温病、伏气温病、伤寒三阳合病、阳明燥热伤津证、消渴、霍乱证等。对于糖尿病，本方不仅有可靠的解除症状作用，并有良好的降糖效果。

本方运用中有两个必须在理论上加以明确的问题。那就是该方既针对热盛之证而设，热盛必恶热，为何有的病人会出现微恶风寒？既为汗出津伤而设，为何常在无汗时可以使用。

先讲第一点，白虎加人参汤证出现微恶风寒，是因为阳明内热，蒸迫汗出，失于收摄，致肌肤腠理疏敞之故。当然，这种恶风寒，除有热盛津伤的见证外，还重在一个"微"字上。

第二点，白虎加人参汤是辛寒清热之剂，功擅清泄阳明经热。而阳明经热"五大"表现是其常，呈现为宣发之势，但在某些情况下，却可出现阳热郁遏的无汗表现。这时用本方清凉透热，可收汗出而解之效。这就是我们将大烦渴作为本方证的突出症状，而不把汗大出作为突出症状的原因。

◎病案举例

伏气温病

王某，男，46岁。春分前日发病。自觉"受凉"后，突然发热恶寒，体温持续在39.2℃～40℃间，身痛头昏，口干而不思饮，心烦，干咳，静脉滴注病毒唑等药后症不减。次日就诊于某中医，以银翘散合桑菊饮仍不效。该医复诊后说，前方不效是因为将伤寒太阳病误作了温病治，遂径投麻黄汤加石膏等，服药2剂，不仅无一分减退，且烦渴、大汗出而有神昏迹象，急转诊于我。观其面瘦削而红，唇干舌燥，舌质红而瘦萎，斑剥少苔，脉细数，诊为伏气温病。处以白虎加人参汤加味：

石膏50g，知母12g，炙甘草10g，西洋参12g，粳米50g，麦冬10g，五味子10g，玄参20g。

上方仅服1剂，烧退，恶寒止，余症亦大减。续方加减数剂而愈。

50. 百合地黄汤

百合地黄汤方

百合七枚（擘），生地黄汁一升。

上以水洗百合，渍一宿，当白沫出，去其水，更以泉水二升，煎取一升，去滓，内地黄汁，煎取一升五合，分温再服。中病，勿更服。大便当如漆。

这是一首治疗百合病的专方。什么是百合病呢？百合病是阴血不足，气郁热扰所导致的一组"综合征"。表现为神情恍惚，不知所苦，难以宁静或默然寡语，口苦，小便短赤，脉细数，舌质偏红、偏干少津，苔多薄黄。本病可继发于热病后期，也可因忧愁思虑，精神紧张，情志不遂，气郁阴伤而致。

本病有两个特点：一是因热邪散漫，未统于经，其气游走，故症状无定。但只要抓住上述症状中的一两个症状即可使用。二是本证舍此方而很难见效，故多病程较长，且有误治经历者。这提示了在见到上述一些症状的患者，若久治无效时，应该首选这个方。

百合地黄汤是治百合病的基础方。方中百合润肺清心，益气安神，生地清血热而养心营。针对此病易被误诊误治的特点，以及本方对本证的专一性，仲景特为本证设定了误汗后用百合知母汤，误下后用滑石代赭汤，误吐后用百合鸡子汤，失治变成渴者，用百合洗方等。其实，我们可以把这看成一种提示，即凡百合病不离百合以治，但可随症加用其他药物。

验之临床，本方适宜于三大类疾病：一是某些热病后期余热不尽者；二是神经官能症；三是郁证。而受时代因素影响，当今郁证患者大幅增多，因此，该方现在有着十分多的使用机会。使用时根据不同情况，多选择生脉饮、甘麦大枣汤、竹叶石膏汤等方剂配合使用。我把这同逍遥散加味作为治疗郁证的两大法门。

◎病案举例

曹某，女，45岁。因家庭琐事，多不遂心，常长吁短叹，食少而嗳逆，心烦失眠，潮热口苦，月经前后无定，便秘溲黄，医以更年期综合征以治，前后服知柏地黄丸数十剂无效。更医以越鞠丸等以治仍无效，病程已逾年。近两月来患者常低头长时不语，良久又喃喃自语，睡眠时有幻觉，夜常起床饮冷，遂来我处诊治。脉细数，神情迟滞，舌微红。诊为百合病，处以百合地黄汤合甘麦大枣汤加味：

百合30g，生地30g，浮小麦30g，甘草10g，大枣20g，五味子10g，麦冬15g，西洋参10g，绿萼梅15g。

上方服完3剂来诊，精神转好，愿与人搭话，幻觉消失。又服3剂，诸症十去其八，饮食健旺，续方再服7剂巩固。

自创篇

（自创方 10 个）

51. 三黄安眠汤

失眠一证病因虽然复杂，但可用正邪两纲加以概括。其中正虚者多为血虚，相对单纯，而邪致者则较为复杂。虽然古有治风寒以宣散，治火热以凉解，治痰饮以温化，治饮食以消导，治水湿以分利，治气逆以疏降，治阴寒以温中等针对性治法，但因此证常相兼为患，临床远非上述类型单纯，极难准确把握。因而，洋洋方剂群里，可以说竟无一可称为安眠特效方者。

当今社会，生活节奏不断加快，生存竞争空前激烈，频繁辛劳奔波，深夜恣食狂饮等一系列时代因素，大大增多了失眠患者。这些因素又为本来就难于治疗的失眠证更增加了治疗难度。经临床反复研究，发现当今失眠之属虚者仅约三分之一，而属实者三分有二。其病机为：竞争恼怒伤肝，肝气郁结则化火，肝火伐土则脾胃伤；竞争焦虑，劳碌奔波，暴食狂饮，皆伤脾，脾失健运而酿湿生痰，痰湿郁久可蕴热成火。因此，痰火互结，火炽痰郁，扰乱心神是很多顽固性失眠的共同病机。

针对这种病机，我运用了一组方药，并经反复筛选，定型成了三黄安眠汤。

三黄安眠汤方

生地 50g，天竺黄 12g，姜黄 10g，防己 10g，桂枝 10g，炙僵蚕 10g，远志 12g，半夏 30g，高粱 30g，茯神 10g，首乌藤 30g，炙甘草 10g，炒枣仁 30g，防风 10g。

此方总的原则是通其道而祛其邪。用半夏、高粱（若无时可用苡仁代）通其壅塞以畅经络之大道，用生地、僵蚕、姜黄、天竺黄等祛痰火，用防己、桂枝、生地、炙甘草、防风（即《金匮》防己地黄汤）以镇静（原方治如狂状、妄行等），用首乌藤、枣仁、茯神以养心安神。合而同起病机层面的祛邪治本，症状层面的镇静安眠作用。本方不仅临床运用机会特多，且常收奇效。

该方运用时生地黄一定要量重，一般不少于50g，若见便秘、口干者，可用至60～120g。

本方的使用指征为：失眠，兼见头昏、心烦口苦、心悸胸闷、急躁易怒、大便干结，舌质红、舌苔黄，脉数或滑数。上证不必悉具，而顽固性失眠见烦躁便秘者，大为本方所宜。

◎病案举例

杨某，女，62岁。失眠40年，有25年服安定的历史。40年来辗转求治，先后就诊于数十名医生，能如数家珍地背出酸枣仁汤、归脾汤、天王补心丹、黄连阿胶鸡子黄汤等，也曾自购服用多种安眠中成药，均无效。无奈时只好服安定，初时每晚服半片尚可睡两三个小时，无效后渐加量，现已每晚服2片，仍只能维持三四个小时，痛苦不堪。已完全失去治疗信心，家人强行将其陪护来诊。

患者消瘦，面黄少华，坐立难宁状。自觉心中烦热感，口干口苦，大便干结，心慌心悸。脉细数，舌质红、苔薄黄偏干。诊为痰火互结，热扰心神之不寐证。处以自拟之三黄安眠汤：

生地60g，炙僵蚕10g，天竺黄12g，姜黄10g，远志10g，防己10g，防风10g，桂枝6g，半夏30g，高粱30g，首乌藤30g，炙甘草10g，炒枣仁30g，茯神20g，五味子15g。

上方水煎，日1剂。

服药当晚11时上床即入睡，至凌晨6点10分方醒。自述多少年来从未有过之舒服。第二晚停用安定仍正常入睡，心慌心热等亦随之消失。遂停用依赖了20多年的安定，坚持服上方数十剂，睡眠一直较好。

52. 抗敏煎

瘾疹即临床多见的荨麻疹。此证之顽固发作或急重发病者，治疗十分困难，文献亦少特效方药的记述。

该病发病之因，为禀赋不耐，感邪而作。而验之临床，其证属虚者不过二成，属实者超过八成。其中因寒者又偏少，因火热作祟者又为多数。因为奇痒是其一大主证，而"诸痛痒疮，皆属于心"，心者火之主也。荨麻疹之顽固发作者，不仅火热甚，并与湿燥等多邪纠集，呈风火相煽，燥湿肆虐之势。病人瘙痒难耐，抓痕累累，疹斑遍布，心烦不宁，夜难成寐，经年累月不愈。当此之时，我曾遍用方书记载治法，疗效都不太好，通过长期摸索，形成了现在的抗敏煎。

抗敏煎方

紫草 30g，茜草 10g，旱莲草 30g，水牛角 50g，生地 50g，丹皮 10g，赤芍 10g，乌梅 12g，五味子 10g，防风 10g，蜈蚣 2 条，苦参 12g，炙甘草 10g，蛇蜕 10g，当归 20g。

该方用三草以凉血护阴；用犀角地黄汤清热解毒，凉血化斑；用乌梅、五味等，一因其有抗过敏作用，再以循《内经》热淫于内、火淫于内在治以咸寒的同时，都强调"以酸收之"；蛇蜕、蜈蚣祛风；苦参燥湿而不伤阴，祛风而能止痒；大剂生地、当归养血以润燥，护阴以益正。全方的特点是，在顿挫邪势的同时，兼顾了禀赋素体和阴血护卫两个根本，因而不同于一般攻邪之剂要求中病即止，而是可以一方贯彻始终的。

本方因对荨麻疹复杂病机的准确针对性而疗效确切，因攻邪而兼护正，可持续使用。适用于风火燥湿纠集为患的急性荨麻疹、慢性荨麻疹、巨大荨麻疹等各类患者。

◎病案举例

案一、顽固性荨麻疹

陈某，女，66 岁。全身泛发荨麻疹 6 年。由散发到泛发，每年春日发病，夏日加重，一直持续到秋天，入冬后方可逐渐缓解。几年来周而复始，斑疹层出不穷，融合成片，体无完肤，色红瘙痒，抓破溢水。先后服消风散、防风通圣散等不效，又转用西药输液服药搽药，均全然无效。不得已一年中两次被某医科大学附院收入院，也无效果。又去某"三甲"医院坚持作脱敏治疗 3 年，仍然无效。来诊时四肢斑丘疹红赤，扁平隆起，大如豆瓣，且随搔抓扩延，大片融合，呈地图状，而全身则呈散发，均瘙痒难耐，部分疹块抓破溢水，项部完全呈深暗红色素沉着。患者对治疗失去信心，悲观厌倦，情绪低落，心烦不宁，睡眠极差。脉细，舌质微黯，舌苔黄而板滞。

该患者斑疹此起彼伏，变幻莫测，乃风邪为患；斑疹红赤，瘙痒难耐，入夏尤甚，冬日缓解，为火热之形；抓破溢水，苔黄板滞，为湿之候；久病伤阴，心烦失眠，系燥之征。证属风火燥湿纠集，处以自拟之抗敏煎全方（药如前列）。嘱避免接触可疑致敏物，忌食海鲜、卤肉、辛辣，勿近动物皮毛，保持饮食清淡，规律生活。

服完 6 剂，斑疹红痒均减，呈消散势，项部瘀滞暗红大减。守方又服 30 剂，全身斑疹消尽，色素沉着消失，精神振奋，舌色鲜活，黄苔退尽。数年来，偶有小作，上方减量服数剂即愈。

案二、巨大荨麻疹

张某，男，45 岁。昨夜外出回家全身瘙痒，遍发红色疹斑，如簇如团，急服息斯敏、牛黄解毒丸。今晨全身泛发斑丘疹，喉头阻塞，声音嘶哑，眼睑浮肿，阴囊水肿。脉浮数，舌苔薄黄。证系风热夹湿，结于肌表，搏于脉络，其外之表气不得宣通，内之气液不得畅行。当防其蕴而成毒，或水肿封喉。以抗敏煎加减：

紫草 20g，茜草 12g，旱莲草 30g，乌梅 10g，五味子 10g，防风 10g，炙甘草 10g，浮萍 12g，虎耳草 10g，石膏 30g，牛蒡子 30g，麻黄 10g，苍术 10g，赤小豆 30g，蜂房 10g。

令急煎服。仅服下一次，全身痒减，斑疹呈消散势，喉稍畅。服完 3 次，诸症大减，续方 2 剂而瘳。

53. 消痤汤

消痤汤方

升麻 12g，桑白皮 12g，黄柏 15g，黄芩 10g，水牛角 30g，生白附子 10g，甘草 10g，白芷 12g，蟾皮 10g，生地 30g，枇杷叶 12g。

上方水浸泡半小时，煎服，日 1 剂。前三煎内服，余下药渣再煎一次，外洗面部。

本方是我用治痤疮一首屡治屡效之方。

痤疮本为肺热、血热过盛，气逆不利，气与痰因热胶结所致。而现代社会，恣食膏粱厚味，脾胃积热上蕴；美肤化妆，肌肤不密受邪，又增加了其病机的复杂性，使文献治法本来就不多的本病，治疗难度更加增大。在临床实践中，我反复观察研究，筛选药物，逐步成就了消痤汤。

本方以入阳明、太阴，功擅解毒散邪热，化斑点疮疹之升麻为君，以凉血解毒之生地、水牛角为臣，以余药为佐使。方中有四种药的使用，别有新意。一是蟾皮，此药为俗称"癞蛤蟆"（又称蟾蜍）的动物，将眉间内的白汁蟾酥取后，留下的干燥躯壳。因有毒之部分已取去，故既无毒，又可拔风火热毒之邪，使留着肌肉，郁而不解所致之痤疮得以拔除。为防蟾酥残留，用量不可太重，一般 10g 就足够了。第二是桑皮，此药专入肺经，泻火利水，除痰泄气，对痤疮发病之病机具有很强的针对性。第三是白附子，此药不仅能燥湿化痰，解毒散结，而尤不为人知的是，它善行诸气，对头面诸疾，有舟楫载药上行作用。第四是白芷，痤疮主要发于面部，面为阳明经所循，而白芷为足阳明经祛风散湿之主药，故有用作美容者。白芷入于方中，不仅起消痤作用，且有防止肌肤色素沉着作用。

全方能清热解毒，散结消痤。适用于面部痤疮密集泛发，疮点饱满色红，或兼便秘口渴之新老患者。而尤长于治疗病程甚长，多年久治不愈者。

◎病案举例

张某，女，40 岁。面部痤疮 10 余年，从未消散。近三四年来更满面密集泛发，如小红豆般大，胸背也有散发，微痒，微红，大便干结。辗转延请

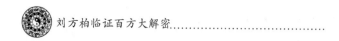

多名专科医生治疗无效，又断续服中药以百剂计，或小有疗效，而终如故，或全然无效。脉数，苔黄。

处以消痤汤加味：

升麻 20g，桑皮 15g，忍冬藤 30g，黄柏 15g，水牛角 40g，生地 30g，黄连 10g，蟾皮 10g，生白附子 10g，白芷 15g，枇杷叶 15g，草红藤 30g。

水煎服，日 1 剂。前三煎内服，药渣再煎一次，外洗。嘱忌辛辣香燥。

服药 7 剂后，痤疮渐消，服至 30 剂，基本消尽。后偶发两三粒，再服 10 剂，未再有发现，面部恢复正常。

54. 消臌汤

重症臌胀不同于单臌胀，其病情已由侧重于肝脾转为侧重于肾，这是"五脏所伤，穷必及肾"的结果。此时肾气大伤，真阴涸竭，以常法治疗或如杯水车薪，无济于事，或仅取快一时，旋即更甚。寻找新的治疗办法，是临床急切需要解决的一个重要课题。

我通过临床反复观察，深入研究，在学习陈自明先生补下启中法的基础上，融入业师江尔逊常借用吴鞠通宣通气分的二金汤和魏龙骧的白术通便方，经过整合加味后，固定形成了消臌汤。该方对重症臌胀腹水的消退，是全消而不是减退，且消后不再复发。患者以后纵然死亡，也因他证，而腹水不会再发。

消臌汤方

熟地 120g，宁杞 30g，山萸肉 20g，炮附片 15g，肉桂 10g，龟板 20g，肉苁蓉 15g，山药 30g，厚朴 30g，海金沙 30g，鸡内金 15g，土鳖 10g，蝼蛄 10g，猪苓 10g，人参 10g，生白术 60g。

本方用熟地、宁杞、山萸肉、桂、附、龟板、苁蓉、山药等补下启中，使肾气得峻补而上行启中，中焦运行，壅滞疏通，则中满自消，下虚自实。用厚朴、二金、猪苓、蝼蛄宣通气分，去菀陈莝，调气行水。用生白术以燥湿利水，排便泄浊，疏通隧道。重症臌胀是气水血相因为患之病，用土鳖入血散瘀而疏通阻滞之经络。全方的关键是重用熟地，每剂可用到 100 至 150g。该品少服则资壅，多服则宣通。我把它视为填补肾精力宏，充泽真阴效专之神品，万不可虑其阴柔壅滞而少用。

该方的应用指征为：

1. 病机：肾气大伤，肾阴涸竭，气化无权，中焦壅滞。

2. 治疗史：利尿、行气、破滞、逐水、祛瘀、补脾等药遍治无效。

3. 必见症：腹大如瓮，脐眼外突，二便不通，短气不得卧，面色黧黑，形瘦骨立。

4. 或见症：腹壁青筋鼓怒，面颈胸部有红点血络，呕逆，腰痛如折，下肢水肿，吐血鼻衄。

5. 脉舌：脉迟细，或细数，或虚大无根，舌质淡、瘀点、瘀斑。

◎病案举例

案一、重症臌胀（肝癌晚期）

张某，男，77 岁。半年前诊为肝癌，近一个月来腹胀加重，渐至腹大如鼓，且日益加剧，至胀极而欲寻死，自动从某院出院来诊。

由两人挽架缓入诊室。面色黧黑，形瘦骨立，腹大如瓮，腹壁青筋鼓露，呕吐，气短难续，二便艰涩，下肢肿胀，呻吟不已。脉迟细，舌苔白。

已做相关检查。CT：肝癌，大量腹水。X 线上消化道造影：食道下段静脉曲张。B 超：肝实质占位，大量腹水。免疫检验：甲胎蛋白 250.73μg/L。

在发现肝癌前，腹胀反胃，即开始治疗，确诊为肝癌后，更从未间断地进行中西医治疗，先后在省市级医院住院，而腹胀不仅未能遏制，反日甚一日。万般无奈时，家属听说我曾治多例类似病人，都获神奇疗效，故特来求治，以求"死马当做活马医"。

本证为气水血相因为患，元阳欲亡，真阴欲绝，气化无权，中焦壅滞之重症臌胀。当此之时，攻之则危亡立见，消之又无济于事，唯峻补其下，兼佐调气疏浚，以疏启其中，或可挽大厦于将倾。

处以消臌汤：

熟地 120g，宁杞 30g，山萸肉 20g，炮附片 20g，肉桂 10g，仙茅 12g，龟板 20g，厚朴 30g，海金沙 30g，鸡内金 12g，土鳖虫 10g，蝼蛄 10g，红参 10g，猪苓 10g，生白术 40g，鳖甲 20g。

水煎，日服 1 剂。

上方刚服完 1 剂，即下稀黑臭便，日排五六次。服第二剂起，大便减至日两三次，色已不黑，腹胀明显消退，按之腹已较软，呕仅在进食时小作，精神转好，不再呻吟。家属喜出望外。

上方服完 10 剂后，呕吐止，进食则胀，大便日两次，已不再稀，口干。脉较前有力，舌质稍干。真阳已见回复，治宜酌增化气行水。

前方去桂、附、仙茅，加用桂枝 10g、茯苓皮 30g、泽泻 30g、大腹皮 30g，4 剂。

患者坚持服上方，每日或隔日 1 剂，腹已大消。B 超查：少量腹水。纳食接近正常，精神好转，能自行外出玩耍。

于我接诊后，即停用所有西药。服消臌汤加减近半年时复查。B 超：腹水全部消失。血检：红细胞、血红蛋白、总蛋白均较前明显上升。腹胀完全消尽。但突出感到困乏，倦怠。宜续行补下以固本，并添用补脾以益气之药，调整处方于下：

熟地 100g，龟板 10g，鳖甲 15g，肉苁蓉 20g，土鳖虫 10g，海金沙 30g，鸡内金 12g，红参 10g，茯苓 12g，炒白术 12g，炒扁豆 30g，陈皮 10g，山药 30g，砂仁 10g，苡仁 30g。

上方每两三日服 1 剂。中途小有新疾，如呃逆、腹泻等，均以临时对症治疗方一两剂而愈。生活质量一直较好地生存了近两年。后因一次饮较多啤酒致大吐血，于当地医院抢救无效死亡。而至死腹水一直未再复发。

案二、重症臌胀（晚期肝硬化）

宋某，男，64 岁。肝硬化宿疾多年。20 多天前开始腹胀，腹水随之剧增，并大吐血。经所住医院治疗，血止而腹胀无效，至腹满欲裂，自求速死。医院通知病危，家属准备后事。经人推荐，家属于急迫中电话哭求处方。时值星期天，我赶回医院，家人开车专程从外县前来取药。处方如下：

熟地 130g，西洋参 10g，龟板 10g，鳖甲 15g，蝼蛄 10g，水蛭 10g，茯苓皮 30g，大腹皮 30g，桑白皮 30g，海金沙 30g，土鳖虫 10g，生白术 40g，鸡内金 10g，厚朴 30g。

上方第一剂服进困难，仅断续服进少量。第二剂能正常服下。药后肿胀见消，自觉较舒适，并能少量进食。

又服 4 剂，腹胀明显减轻，进食量增，精神转好。每次排尿 200ml 以上，大便带黑。主管医生及护士惊奇不已，跟同患者家属一起前来我诊室，惊叹疗效，索要处方。

经过两月服用上方治疗，肿胀全消，饮食基本正常，能自由行走和下棋打牌而出院。

55. 大青化斑汤

本方为对日光过敏所造成的多形性日光疹而设。其证属过敏而有"光敏"之特殊性，其症状表现也不似过敏性丘疹、瘾疹等表现，而是以斑色鲜红，成片成团为主要表现。其重者斑疹遍布，融合不断，红赤如朱，瘙痒难忍，并可见皮肤皲裂感，皮屑脱落。

本证由禀赋不耐，胃肠实热，复感风邪，遇日光照射导发。当此之时，风热之邪内不得疏泄，外不得透达，郁于皮毛腠理之间而发。风毒而致奇痒，热毒而致斑赤，故斑红赤如朱，肤瘙痒难忍是其重要特点。

此证一般消风抗敏方无特异针对作用，用清热解毒药又难脱其"敏"，所以都无效果。通过临床研究，我创制了大青化斑汤。此方用于多形性日光疹之重症患者，具有直挫其势，直熄其焰之功。

大青化斑汤方

大青叶 30g，川芎 10g，赤芍 15g，生地 30g，紫荆皮 15g，甘草 10g，石膏 30g，栀子 10g，蝉蜕 12g，升麻 15g，葛根 30g，白鲜皮 15g，玄参 15g，知母 12g。

本方脱胎于《医宗金鉴》治丹毒之蓝叶散。原方用治血热风邪纠结为患之赤游丹，其病机与主要见症与本病都相近，故以其为基础。去掉有升散耗阴作用的白芷、柴胡，加入具脱敏息风痒作用的紫荆皮、蝉蜕、白鲜皮而成。其君药为大青叶，在众多与它同具清热解毒作用药物无效的情况下，它能发挥极为快速的作用，似乎可以反推出该药具有抗光敏的独特潜在功用。

◎病案举例

胡某，女，65岁。一个多月前被日光照晒后开始面项部发斑，斑色红赤，成块成片，高出皮肤，瘙痒不止。经西药抗过敏治疗无效，改服中药消风散、防风通圣散、化斑汤、普济消毒饮及外搽玉露散等治疗仍无显效。又改请西医用钙剂、地塞米松、复方甘草酸苷注射液及抗菌素等治疗，仍仅小效一日半日，复瘙痒如故。红斑旧处未消，新斑又起。且将要消散之处，皮屑脱落，而红斑较重之处，皮欲皲裂，须用油脂涂润，方能忍受。患者被严重折磨，夜不能安睡，日不断搔抓，出现轻生念头。平素便秘，面色憔悴，略带浮肿，脉缓，舌苔淡黄。

我先后用犀角地黄汤等数方加味治疗，三诊不效，乃改用大青化斑汤：

大青叶25g，川芎15g，赤芍15g，知母12g，生地40g，升麻15g，葛根30g，石膏30g，甘草10g，玄参15g，黄芩12g，大黄10g，蝉蜕10g，紫荆皮15g，白鲜皮15g。

上方水煎，日1剂。服完4剂，红赤消散九成以上，瘙痒大减，抓后仅发稀疏小疹，无新斑再起。再服上方5剂，并配合外涂二味拔毒散（雄黄20g、白矾20g，共研末，茶水拌调），皮肤恢复正常，用染发剂染发后亦未再发。次年春日沐阳踏青，夏天冒骄阳行走，一直未再发。

56. 破瘀止血汤

破瘀止血，是针对瘀血日久，已成败血、衃血，阻滞脉道，血难循行而致出血的一种治疗方法。

临床血证，虚者多用补气摄血，实者多用凉血止血，顶多用活血止血，化瘀止血，而直用破血以止血的用法，方书极少记载。敢以破血止血立法，并制定专方，不是刻求标新立异，夺人眼目，而确实是临床实践的经验总结。

破瘀止血汤方

水蛭15g，桃仁15g，红花12g，川芎12g，当归12g，赤芍20g，生地30g，苏木25g。

本方为桃红四物汤加水蛭、苏木而成。桃红四物汤属养血活血剂，加入两药后即成了破血逐瘀之剂。

方中苏木少用则活血，多用则逐瘀，故须用至 20g 以上。而全方起关键作用的是水蛭。《本经》虽然明确指出其有"治恶血"的作用，但临床多用治癥瘕积聚，经闭或损伤瘀滞类病证。也就是说，只用了它散恶血而通积滞的一面，很少有用其散恶血而止血的一面。然而它所具有的破瘀血而不伤新血的独特作用，却是恶血瘀阻所致出血时的最佳选择。且凡破血药多伤气，该药专入血分，于气分分毫无损，又使它成为了救治血瘀出血气息孤危时的无可替代之药。

使用水蛭时有三个注意点：

第一，要生用，炙后破血逐瘀的作用会减少。现代药理研究也证明，水蛭起主要作用的水蛭素遇热易被破坏。

第二，应用范围不可画地为牢。通过长期观察，水蛭性味平和，祛瘀力宏而无伤正之弊。凡瘀血阻滞者，不论新疾沉疴，也不论体质强弱，都可酌情配合使用。

第三，吞煎均可。"研末吞服"于理甚合，但腥味过大，患者难以吞下。再加上炕脆的火候不易掌握，常焙成了熟品，影响疗效。所以，可直接与他药同煎。

◎病案举例

血崩暴脱

何某，女，32 岁。阴道流血不止 1 周，昏迷 1 天。

一周前负重用力导致 40 余日的妊娠流产，并开始阴道流血不止。西医用药物止血无效后，刮宫、清宫两次，手术后血流仍多。又先后服胶艾四物汤、少腹逐瘀汤等，出血有增无减。于出血第六天决定切除子宫，但因地处边远山区，解决不了输血之血源，无法手术。此时患者极度衰竭，已奄奄一息，不得已，抬回家中，准备后事。

患者家属自用红参、广三七浓煎，撬开牙关灌喂，因此一息未停。前医推荐，请我一试。

即至床前，见患者面色惨白，双目紧闭，呼之不应，蜷卧发热而四肢厥冷，少腹可摸到包块，大如儿拳，重按尚知蹙眉，阴道紫暗色血流不断，有臭气。撬开口腔见舌质紫暗，六脉细涩如游丝欲绝。处以：

1. 独参汤：红参 50g，煎浓汁频灌喂。

2. 破瘀止血汤：

水蛭 15g（焙干研末冲服），桃仁 10g，红花 10g，川芎 12g，当归 12g，生地 15g，赤芍 12g。

浓煎至 300ml，分 3 次将水蛭粉兑入，撬开牙关缓缓喂下。

服完 1 剂，当晚阴道下大量污血，内夹肉丝样物，小腹包块缩小，神志恢复，索要食物。续方 1 剂，出血全止，体温正常，手足温和，脉细弱，舌淡。改投十全大补汤，并嘱饮食调养，半月而愈。后连续生育两胎，均茁壮。

57. 五毒攻毒汤

以毒攻毒，是古代医家创制的一大治疗法则。本法对一些毒病、大病、重病、危病、难病和顽证等的治疗作用，为其他治法所不能取代。而一般所说的以毒攻毒方都是遣一两种有毒药入于某方中使用，它其实只能称作解毒方，因此作用较缓，对于一些皮肤毒疮顽癣类疾病，常难起明显治疗效果。经验证明，皮肤疮疡久溃，疮周灰褐紫黯或瘙痒难耐，渗水淌滴，经年累月者；顽癣泛发，奇痒难止，抓后溢水溢血，鳞屑层出不尽者，必须越过解毒而用攻毒之法方能取效。今制一方，名五毒攻毒汤，以供使用。

五毒攻毒汤方

斑蝥 1 枚（去头足翅），红娘子 1 枚（去头足翅），蜈蚣 2 条，蟾皮 10g，全蝎 10g，蕲蛇 10g，黄连 10g，黄柏 15g，赤小豆 30g，生地 30g，银花 20g，滑石 30g，土茯苓 30g，甘草 10g。

方中属剧毒者，斑蝥、红娘子二味。二药均含斑蝥素，极易引起泌尿系及胃肠道之刺激症状，为了预防，在用大剂量银花、甘草、土茯苓等以减其毒的同时，配以滑石、赤小豆利尿。以收"一攻一泄，毒即荡除，一治一防，药不害正"的治疗功效。

该方药性猛烈，中病即止，不可久服。服药期间，严密观察小便，隔日查尿常规 1 次，发现红细胞即停药。对于肝肾功能不全者、消化道出血者、身体虚弱者、胎孕及初产者，以及对虫类药过敏者和儿童均不宜服用。

此外，运用此方，还必须掌握好以下五点：

第一，认准适应证，是防止滥用的关键。本方只适用于以毒邪为突出征象，而其他治法又无效的顽证、重证，切不可随意扩大应用范围。

第二，严格掌握剂量，是防止中毒的关键。不可突破前列剂量，并严防久用蓄积中毒。

第三，严格炮制和谨遵特殊要求。

第四，中病即止，并严格掌握好禁忌证。

第五，掌握配伍。除需与解毒药同用外，利小便药的配合使用具有特殊意义。

◎病案举例

案一、增生性红斑

徐某，女，52 岁。两年前右下肢胫骨中段皮肤碰伤，大片瘀紫肿痛，经治大部消退，而留下蚕豆大紫暗红片，一直不消，时红肿痛痒，反复不已。近两个月来斑块周围红赤肿痛，并遍布黄豆大红色丘疹，硬结坚挺。不仅以前屡用皆效的涂搽药无效，且服清热解毒、活血化瘀方近 20 剂，也毫无效果。奇痒难忍，终日以手掐抓，溢血脱皮。观其斑块暗红死色，诊其脉细而小数，舌苔薄黄。断为湿热之邪，蕴久成毒，受风邪鼓动，导而发作。

处以五毒攻毒汤：

斑蝥 1 枚（去头足翅），红娘子 1 枚（去头足翅），蟾皮 10g，全蝎 10g，蕲蛇 10g，甘草 10g，滑石 30g，银花 20g，黄柏 15g，赤小豆 30g，土茯苓 30g，生地 30g，地肤子 15g。

上方水煎，日服 1 剂。前三煎内服，余下药渣作第四煎，用作外洗。

用药 2 剂，红肿及瘙痒大减，续方再予 2 剂，肿痒全部消退。

案二、顽癣

腰部 4 年前开始出现斑丘疹夹水疱疹，并迅速延及双下肢。斑疹从绿豆大到蚕豆大不等，呈环形红斑，高出皮肤，有的多个丘疹融合成片，常因瘙痒抓破溢血。头皮因长期瘙痒，反复抓破溢血呈厚厚皮屑覆盖。4 年来，不断治疗，全无效果。

来诊时，头发稀疏，可清楚看到如帽状之白色厚厚屑状物覆盖头皮。腰臀及双下肢泛发红赤斑丘疹，血痕累累。伴口苦、头昏、小便少而欠通畅。面少华，表情痛苦。脉缓，舌苔黄厚。

患者斑丘疹泛发，色红赤肿胀，乃邪热燔灼，火毒炽盛；抓破溢血，乃血热之征；瘙痒难耐，是风燥之候；而病程缠绵，病情渐进，病势日烈，是因为热盛成毒，毒蕴血脉，复助热势而鼓风耗血之故。其大片抓破之斑丘疹并无黄水滋溢，说明未伴湿毒。证属血热风燥，蕴久成毒之顽固性体癣。

先予犀角地黄汤合黄连解毒汤 12 剂无效。患者瘙痒难耐，彻夜不眠，心急如焚。乃分析病之势在热，而病之根在毒。毒蕴结于肌肤之内，久羁于血脉之中者，非攻毒不能荡除。不效之原因，是倒置了本末。

改用五毒攻毒汤合黄连解毒汤：

斑蝥 1 枚（去头足翅），红娘子 1 枚（去头足翅），蜈蚣 2 条，蕲蛇 10g，黄连 10g，黄芩 10g，黄柏 15g，生地 30g，银花 20g，滑石 30g，土茯苓 30g，甘草 10g，赤小豆 30g，紫草 30g。

上方服 6 剂后来诊，斑丘疹红肿之势大退，瘙痒大减。又服 10 余剂后，斑丘疹基本消失。

58. 救肝开郁汤

郁证的范围很宽，凡人体气机郁滞，脏腑不和，气血经络失于通达调畅，皆可形成郁证。

当今社会，节奏迅速，竞争激烈，常致七情交战于中，五志失调于内，久之而成郁证。

"百病皆生于气"，"气血冲和，万病不生，一有怫郁，诸病生焉"，又说明郁证关涉面广，症状表现复杂。临床实践表明，郁证除通常认为的精神抑郁，情绪低落，胸闷胁痛，嗳气频频，不思饮食，咽中梗塞，叹息呵欠等之外，更多表现为严重失眠，某部位的长期疼痛，某部位的长期灼热，精神恍惚，或心烦急躁，口苦头眩，或消沉垂头，万念俱灰，缄默不语，或自认将死，急切求治，或全无信心，拒绝就医。总之，表现纷繁，表里寒热虚实常难凿分。

郁是滞而不通之义。而其不通未有不关乎肝气调达失常，失于疏泄，造成肝气横逆，乘脾犯胃，或肝失濡养而肝气逆乱。因此，治郁之法，不离乎肝。但遍用舒肝解郁之方，疗效均不理想，乃遍寻文献，验证临床，历多年增损修订，确立了救肝开郁汤。

救肝开郁汤方

白芍 80g，当归 10g，柴胡 12g，白术 12g，凌霄花 15g，绿萼梅 15g，炙甘草 10g，茯苓 15g，建曲 20g，玫瑰 15g。

该方以白芍为君，此药可升可降，能泻能散，能补能攻。利肝气，平肝木，而大补肝中之血。其独具的调肝作用，能使有余之肝气得泻，不足之肝气得补，使之归于平衡。从而使肝郁得解，脾胃自舒，诸经获畅。但一须重用，常用量 60～100g，二须生用。用当归、茯苓、白术培土生血，柴胡解郁，甘草和中，建曲开郁消痰，三花以疏肝调气，其中凌霄花为血中之气药，直入肝经气分，尤长祛血瘀血热，临床可视病情加以重用。

◎病案举例

戴某，男，38 岁。沉默不语 2 年。3 年前扁桃体反复发炎，高烧，每两个月必发一次，继发肾炎，摘除扁桃体后仍时有发作。先后在北京多所大型医院住院和长期看专家门诊。因长期犯病，情绪逐渐低落，并发展至不与任何人说话，终日低头，抵触就医，无法工作已年余，父母苦心将其护送来川治疗。身躯硕大而行动迟缓，问诊过程中从未抬头，细问后说出了长期项背疼痛，失眠，手足心持续发热，时心中烦躁难控等症状。脉平，舌苔黄。

诊为郁证，处以救肝开郁汤：

白芍 80g，柴胡 12g，当归 12g，白术 12g，凌霄花 15g，绿萼梅 15g，玫

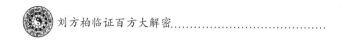

瑰花 15g，建曲 20g，甘草 10g，茯苓 15g，葛根 30g。

服药 6 剂，情绪平定，仍失眠，上方合入黄连温胆汤又服 7 剂，患者笑逐颜开自行来诊，与前判若两人。手足心热、项背痛、失眠等症均已消失，舌之黄苔退尽。带上方 5 剂返京，恢复正常工作。

59. 坚骨定痛汤

本方专为骨质疏松而致的腰脊疼痛所设。腰痛属虚证者十之八九，骨质疏松是肾精亏虚，不能充精泽髓坚骨所致，属典型的因虚而致。但在临床，人们多误以风湿、寒湿论治，或仅于祛邪方中加用温补肾阳之品。我于临床发现，此病纵然明确了其为肾虚所致，而以通常补肾方药治疗，效果也是不理想的。必须遣用大队填精生髓药为主，配用健脾和坚骨药方能取得良好疗效。因而创制了此方。

坚骨定痛汤方

熟地 30g，鹿角 15g，肉苁蓉 20g，巴戟天 15g，龟板 15g，枸杞 30g，仙茅 10g，杜仲 15g，菟丝子 20g，山药 30g，骨碎补 15g，怀牛膝 12g，桑寄生 20g，五加皮 15g。

本方集中使用了具填精益肾作用的熟地、肉苁蓉、鹿角、龟板、枸杞、菟丝子、杜仲、巴戟天为主药；用骨碎补、五加皮、桑寄生、怀牛膝以直接强筋坚骨；再佐以山药、仙茅健脾，以后天而益先天。方中鹿角禀纯阳之质，含生发之气，补髓养血，强筋健骨之力颇强，是疗腰脊虚性疼痛之主药。龟板与鹿角一样，同属血肉有情之品，最长填肾精，益肾损，对遏止骨质疏松的发展具有重要作用。以上三个选药着眼点，使本方具有了病因治疗加症状消除的标本同治作用。

骨质疏松虽然通过影像等检查可以发现，但其早期影像的改变并不明显。因此，本方虽专为骨质疏松而设，但不必等到检查证实后才使用。其使用指征为下列几条：

1.腰脊部慢性疼痛，排除表邪和湿热者。疼痛程度多数为绵绵不止，少数可呈剧痛。

2. 全身长期疼痛不止，不受气候影响，劳作用力后加重，乏力。可有下肢肌肉萎缩。

3. 面白少华，或面色黧黑，脉缓或细微，舌淡少苔。

前两条任一条加第三条，均为本方之适用证。

◎病案举例

张某，女，62 岁。长期腰痛不止达十余年。初时并未介意，后渐渐加重，于劳累后尤感痛甚。但因休息后可缓解，自认为劳累过度所致，因此仅购止痛片治疗。近两年疼痛更趋严重，休息与服止痛片均不能止，方去就医。经中西医按风湿治疗，症状可短暂减轻，而停药即如故。半月前疼痛突然加重，不能伸屈，睡卧及起身困难，方入某院治疗。经 CT 摄片检查，诊为骨质疏松，压缩性骨折。但治疗不见好转，乃转诊于我。细询患者自病以来，十余年中身体已变矮了许多，平日动辄气短，乏力肢冷，45 岁即已绝经。脉迟细，舌淡。诊为精气亏虚，髓失充养，骨软筋挛之腰痛证。处以坚骨定痛汤加减：

熟地 30g，鹿角 20g，龟板 20g，炙马钱子 1g（冲），巴戟天 15g，杜仲 15g，骨碎补 15g，菟丝子 20g，枸杞 30g，怀牛膝 15g，桑寄生 30g，山药 30g。

上方服完 3 剂，疼痛大减，躺卧及起身自如。又服 3 剂，疼痛得止。后偶有复发，服上方两三剂，即可全止。

60. 行滞畅便汤

有一种便秘，表现为大便并不坚硬，时间并不延长。相反，便多稀软或稀溏，排便次数增多，排后仍有不尽感，或排后肛门坠胀不适。部分患者伴有小腹胀痛。大便常规检查，乃至肠镜检查并无阳性病理发现。此类便秘多由恣食厚味，喜饮酒浆，致大肠湿热；或忧愁思虑，情志不畅，气机郁滞，不能宣达，酿生湿热所致。其基本病机为气内滞而物不行。因此，其治疗既不能清，也不能润，更不能下，而只能调畅气机以蠲湿行滞，由于其属阴结范围，当用辛温，但因病为湿热，纯辛温之品难切肯綮，故须寒热并用。基于这种认识，我组就了行滞畅便方。由于当今社会不良生活习惯的人很多，导致了这类便秘病人的大量产生，因而本方临床有着比其他通便方更多的使用机会。

行滞畅便汤方

干姜 10g，黄连 12g，乌梅 12g，青皮 12g，木香 12g，建曲 20g，山楂 30g，枳壳 20g，槟榔 10g，生白术 50g，生莱菔子 20g。

本方以性味辛温，功擅温中而除脏腑陈寒痼冷，又能治肠澼下利的干姜，与性味苦寒，清热燥湿功能兼具的黄连相配，作为君药，形成寒热并用，温清泄燥兼具的作用基础，用木香、枳壳、莱菔子以行气，用槟榔、青皮以破气，用生白术以利气，用乌梅以敛气，用山楂、建曲以化积消气，共同形成了对气的全方位的通调疏达，从而助直击病所的干姜、黄连消散积滞，达到大便通调的作用。方中乌梅与槟榔相配，有泄敛同功之效，而利气燥湿的白术与干姜相配，又具有燥湿而健脾之功。枳壳最长除胸膈以下滞气，而其性缓，用量宜大，肛坠者可用至 20 ～ 30g。

◎病案举例

张某，男，51 岁。大便长期稀溏不畅，或数日不排，或一日数排而仅少量排出，且十分不畅。久不排时自泡芦荟喝，可畅便一两次。近一年多来症状加重，每日大便八九次，总觉欲排，排而不尽感，排后肛门胀坠，曾服芍药汤、补中益气汤等均不效。患者系伏案久坐之人，接待应酬频繁，常深夜痛饮，近半年来每感小腹墩满不适，隐隐作痛。多次粪检无异常发现，近日作肠镜检查，也未见异常。体丰，脉濡，舌胖大、双侧深印齿痕，苔白。证属大肠湿热，失于传导，处以行滞畅便汤加减：

干姜 12g，黄连 15g，乌梅 15g，青皮 12g，木香 10g，建曲 20g，生白术 50g，枳壳 30g，柴胡 10g，白芍 30g，炙甘草 10g。

上方服完 3 剂，大便减至日四五次，渐成形，肛胀明显减轻。再服 5 剂，大便减至每日两次，且排出成形而畅快，腹胀肛坠等症完全消失。再服 5 剂巩固，并嘱改良生活方式，历 3 年后问及，从未复发。

时方篇

（时方40个）

61. 归脾汤

本方虽出自《济生方》，而现通用者为《校注妇人良方》补入当归、远志二药所成之方。

归脾汤方

白术、茯神、黄芪、龙眼肉、酸枣仁（炒）各一两，人参、木香各半两，炙甘草二钱半，当归、远志各一钱。

㕮咀，每服四钱，水一盏半，生姜五片，枣一枚，煎至七分，去滓，温服，不拘时候。

本方由四组药组成：用参、芪、术、草益气，用归、枣、龙眼肉以养血，用酸枣仁、远志、茯神以宁神，用木香、生姜以醒脾行滞。从而发挥气血双补，心脾兼顾，补而不滞的作用。是治疗心脾两亏之心悸怔忡、健忘失眠等证的首选方。但本方在临床还有不少用途，这通过对方药作另一角度的解析可以得到说明。本方集中四君子汤，并加黄芪、大枣以补益脾气，脾为后天之本，气血生化之源，主肌肉，通过补脾不仅能疗脾虚血少之食少倦怠，面色萎黄，肌缓，肉痿，并可疗脾虚而不能统血之胃及十二指肠溃疡出血，血小板减少性紫癜，鼻衄，崩漏等出血；脾虚不能固涩之带下清稀，绵绵不止；脾虚不能生化气血以上输营脑，造成的头昏头痛。补脾药与养心药同用，这是本方与其他气血同补方的主要区别，也是其作用面的特殊所在。入心经之药的作用，在这里不单是安神定志。由于脾为心之子，补脾即可养心，所谓子能令母实。因而，当它得到大队补脾药的力量支持时，即可发挥对脾虚血少而致心失所

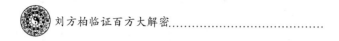

养的多种病证的治疗作用。如血不养心，心神不宁而致的失眠，冠心病的心律不齐，神经衰弱之健忘等。

因此，归脾汤的临床应用可归纳为如下六个方面：

1. 脾虚血少而致的头昏倦怠，面色萎黄。

2. 脾气亏虚而致的食少困倦，肌痿乏力，大便稀溏。

3. 脾不统血而致的妇人崩漏，慢性衄血，皮下瘀斑。

4. 心脾亏虚而致的心悸怔忡，失眠健忘。

5. 脾虚湿甚而致的带下清稀，身沉体重，微微浮肿。

6. 气血亏虚而致的"不营而痛"，胃及十二指肠溃疡，夜间或空腹时胃脘疼痛，慢性头痛。

归脾汤证的脉多细弱，舌淡、苔薄白。

本方需要特别推介的是，它对"不营疼痛"的"特异性"治疗作用。对于疼痛，特别是剧痛，临床首先想到的总是不通则痛，因此，人们熟知寒性收引而致的挛急剧痛，热毒壅滞的炎性剧痛。对于虚性疼痛，则多以绵绵疼痛为辨证指征。不知气血不营于脏腑，一样可产生剧烈疼痛，而归脾汤正是这类疼痛的克星。

◎病案举例

案一、头痛

李某，女，43岁。头痛，以两侧太阳穴为甚，且多为交替痛，痛剧时呕吐。因系医务人员，治疗方便，但经中西医治疗痛仍不止，只好在疼痛难忍时注射吗啡止痛，如此病程已数年。其间子宫已切除。今年发生蛛网膜下腔出血，愈后头痛发作次数更频。且出现失眠，腹胀。脉细弱，舌质淡，苔薄白。辨为脾虚血少，脑失充养，风邪乘袭之头痛。

处以归脾汤加味：

黄芪 30g，炒白术 12g，红参 12g，当归 12g，炙甘草 12g，茯苓 15g，生姜 10g，炒枣仁 30g，菊花 12g，元肉 10g，大枣 20g，川芎 20g，刺蒺藜 12g，钩藤 30g，柴胡 10g。

上方服完 3 剂，疼痛大减。又服 6 剂，仅时出现轻微疼痛，腹胀消失，失眠已随之好转，自觉十分清爽。续方去钩藤、菊花，加半夏 20g、苡仁 30g、夜交藤 30g，以巩固疗效，观察 3 年，未再复发。

案二、胃脘痛

贾某，男，52 岁。胃脘痛断续发作数年，初为一月左右一发，发时绵绵悠悠，喜热手按压，服药可缓解。近半年来疼痛加重，发作间隔缩短，且多于夜间发作，疼痛影响睡眠。两月前胃镜查为十二指肠球部溃疡，服西药虽可缓解，而停药不久又发，且感体力下降，倦怠纳差。面色少华，脉细，舌偏淡。辨为胃失所营之胃脘痛。

处以归脾汤加减：

黄芪 30g，明参 30g，泡参 30g，炒白术 12g，当归 10g，炙甘草 12g，茯苓 12g，大枣 20g，良姜 10g，香附 10g，山药 30g，生麦芽 12g。

服药 5 剂后疼痛明显减轻，夜可安然睡至天明，纳食稍增。坚持服上方 30 余剂，历 3 年亦未见再发。

62. 黄芪人参汤

本方是李东垣在《脾胃论》中所出之方。该方有两大特点：第一是季节性，它是一首夏季用方。平素脾胃虚弱的人，一旦感受暑热之邪，耗伤津气，脾肺亏虚，极易产生正气亏耗不能固摄的津泄汗出，津伤气虚，肺之化源告竭的喘息欲脱等诸多临床证候。这类证候虽不是东垣出方时的主治证候，但却与其立方时所针对的根本点，庚大肠、辛肺金为热所乘的病机相合，因此，用治夏季的暑温病疗效颇佳。

第二是灵活性。东垣出方时把它置于"脾胃虚弱随时为病随病制方"的栏目之下，列举了针对三十余种主症的加减应用。说明它是一首治疗暑热疾病的基础方，应用时有着很大的灵活性。

黄芪人参汤方

黄芪一钱（如自汗过多，更加一钱），升麻六分，人参（去芦），陈皮（不去白），麦门冬（去心），苍术（无汗，更加五分），白术，以上各五分，黄柏（酒洗，以救水之源），炒曲，以上各三分，当归身（酒洗），炙甘草，以上各二分，五味子九个。

上件同㕮咀，都作一服。水二盏，煎至一盏，去渣，稍热服，远食或空心服之。忌酒、湿面、大料物之类，及过食冷物。

该方用生脉散敛津固脱，加芪、术、草益元气以助之。在补气敛津以固根本时，充分考虑到了阴津赖阳气固摄，阳气赖阴津化生的阴阳互根关系。复加一组调理脾机之药以资化源。用少量黄柏以泻壮火，升麻辛甘升阳，加少量当归在大队补气药中以协调气血。从而通过固正祛邪，对包括阴阳气血严重失调的危重证候从根本上进行燮理。本方较之人们治暑温时常用的白虎加人参汤和王氏清暑益气汤更偏重于扶正以祛邪，更注重于从发病学角度治疗；较之于生脉散更全面有力；较之于参附汤更切合病机。因其着眼于根本，加之所选之药性味平和，因而它是治疗暑温的首选方。经验证明，本方不但可作为夏季口渴、面赤、汗大出、气短倦怠之暑温一般证型的通用方，尤其需要强调的是，对于暑温津气欲脱之危证，本方具有抢救性的治疗作用。

◎病案举例

暑温津气欲脱证

岳某，男，62岁。盛暑八月，在田间劳动，感头痛不适，回家后高热口渴，大汗不止，头痛身疼，心烦不安，溲短赤，渐至咳嗽喘息，未及治疗。今晨开始，大汗更多，身热下降，手足发冷，喘息加剧，张口抬肩，呼吸气短难以接续，家人急将其抬来诊室。望其形体消瘦，眼眶深陷，目光呆滞，面色灰白，喘息不已，声音低微且难以接续，皮肤湿冷，全身大汗淋漓，手足厥冷，苔黄，脉微欲绝。此《素问•生气通天论》所谓"因于暑，汗，烦则喘喝"是也。

诊为暑温。辨为脾肺化源告匮，津气耗伤欲脱，亡阴亡阳，迫在顷刻。急投黄芪人参汤原方1剂：

黄芪20g，红参10g，升麻6g，陈皮10g，麦冬12g，苍术6g，白术10g，当归12g，黄柏3g，建曲10g，五味子10g，炙甘草10g。

1剂，令急煎。

服药 2 小时左右，汗明显减少，喘息渐平，至夜安然入睡。第二天清晨患者汗止神清，呼吸调匀，喘息全止，自行扶杖来诊。除尚感头昏、心累、乏力外，已无其他不适。原方再进 1 剂，嘱用莲子粥自养，数日后体健如初。

63. 防风通圣散

此方有三点需要了解。

第一，本方是主火派始祖刘完素的代表方。原方出自他的代表作《宣明论》，它集中代表了刘完素"散风壅，开结滞，使气血宣通"的治疗思想。

第二，开集多法于一体以攻泄毒邪之先河，是一首具有重要创新意义之方。全方集发表、攻下、清热、泻火、解毒与和血等多种功能于一体，其表里双解的能力较之其他"双解方"如大柴胡汤、大青龙汤、厚朴七物汤等，不仅强劲得多，且作用面也宽得多。因而，临床应用范围也更加广泛。方名"通圣"，说明了其疗效如神。

第三，是一首对急性病具有抢救病人，对沉疴痼疾具有攻克荡除作用的方。表里气血三焦通治，因而，其性如将军之可攻城夺池，其位如统帅之可统领一方。

防风通圣散方

防风、连翘、麻黄、薄荷、川芎、当归、芍药、大黄（酒蒸）、芒硝（冲）各五钱，石膏、黄芩、桔梗各一两，滑石三两，甘草二两，荆芥、白术、栀子各一分。

上为末，每服二钱，水一大盏，生姜三片，煎至六分，温服。近代用法，作汤剂，水煎服；或作丸，吞服之，四钱，开水送下。

全方用麻、防、荆、薄、姜以汗，硝、黄同用以下，翘、芩、膏、栀以清，滑石、白术以利，芎、归、芍、草以和。这种配伍组合，使全方在发汗与清里攻下时，可汗不伤表，下不伤里。

其临床应用指征为：

1.表实无汗，憎寒壮热，口苦口干。

2.大便秘结，小便赤涩。

3. 头昏目眩，目赤睛痛，咽喉不利。

4. 胸膈痞闷，咳呕喘满，涕唾黏稠。

5. 疮疡肿毒，丹斑瘾疹。

6. 持续高烧，惊狂谵语，手足瘛疭。

7. 扁桃体肿大，阻塞气道。

8. 脉象洪数，舌质偏干、舌苔黄腻或干粗。

◎病案举例

案一、持续高烧

秦某，女，高烧持续不退 8 天。初为恶寒发热，服感冒药不效，体温升至 40℃，持续不退入院，排除伤寒、疟疾。白细胞总数和中性粒细胞增高，咽红肿痛，扁桃体化脓及皮肤散发瘀点，诊为败血症。但经中西医诸法治疗无效。其间曾服中药银翘马勃汤、五味消毒饮加羚羊角粉等，热仍不退，体温一直在 40℃～40.2℃。如是已整 7 天，家长见患儿渐衰弱，自行出院，来我处求治。

患儿十分衰弱疲惫，烦躁气粗，面赤口渴引饮，体温 40.2℃，声哑咽痛，张口臭气熏人，咽红赤，扁桃体肿大，左侧脓点丛生，大便两日未解。脉细数，舌苔黄厚而干燥。

辨证为热邪化火，火炽成毒，毒势嚣张，充斥表里，炽盛燔灼，烈于气分，犯及营分之气营两燔证。

处以防风通圣散加减：

防风 6g，大黄 10g，麻黄 5g，赤芍 10g，连翘 10g，葛根 20g，石膏 30g，荆芥 6g，黄芩 10g，栀子 10g，青蒿 12g，羌活 5g，甘草 10g，芒硝 10g（冲）。

1 剂。嘱停用所有中西药。水煎 3 次，每 4 小时一次，分 3 次于明晨复诊前服完（患儿来诊时已是下午 4 点）。

次日晨复诊，其父亲云，服下第二次药后，约于子夜 12 点排便，连续两次，随即热退。现查体温 37℃，患儿精神好转，思饮食，皮疹消退，口臭、咽红等症消失。改玄麦甘桔汤合生脉饮，2 剂而康复。

案二、大扁桃

方某，男，6岁。患儿自幼扁桃体甚大，以致呼吸欠畅，且易发炎肿痛，发时必高烧。家长不愿手术，每发即以输液控制，炎消退后扁桃体肿大如故，遂想以中药一试。患儿长期大便干结，口臭喜饮。张口查看双侧肿大扁桃体之间仅存一线缝隙。

以防风通圣散加减：

防风 10g，大黄 5g，芒硝 6g，麻黄 6g，荆芥 10g，栀子 10g，白芍 10g，连翘 10g，当归 10g，薄荷 10g，蜂房 10g，炙僵蚕 10g，蟾皮 6g，甘草 10g，石膏 15g，桔梗 10g。

上方服完7剂来诊，双扁桃体明显缩小，患儿呼吸显著通畅，家长喜出望外，上方去芒硝、蟾皮，加大枣 20g、玄参 10g。扁桃体萎缩至仅比一般儿童稍大之程度，以往频繁发作的发炎肿痛及发烧也未再作。

64. 达原饮

本方为吴又可在其所著的《瘟疫论》中所出。是一首治疗伏气温病的重要方剂。

达原饮方

槟榔二钱，厚朴一钱，草果仁五分，知母一钱，芍药一钱，黄芩一钱，甘草五分。

用水二盅，煎八分，午后温服。

本方有三点需要注意：

第一，作用部位。本方所主之病位是膜原。膜原内不在脏腑，外不在经络，舍于伏膂之内，去表不远，附近于胃，乃表里之分界，是为半表半里。这个半表半里与小柴胡汤所主的"血弱气尽，腠理开，邪气因入，与正气相抟，结于胁下"的部位相近而又有别。

第二，治疗机理是"击溃"。邪伏膜原，吴又可把它比作"如鸟栖巢，如兽藏穴。"这样的情形普通药物肯定是难以逐散其邪的，何况它还是特殊的瘟疫伏邪，而瘟疫又多夹秽浊。因而必用攻下破结以溃其穴，浓烈芳香宣透辟秽。所以全方选用攻散而又长于消瘴之槟榔，配合气味浓烈，具辟秽宣透之功而又专治瘴疠寒疟之草果，与辛温除满泄浊的厚朴，三药联合形成强而有力的攻逐之势，以击溃病邪。而温邪极易生热损阴，当防燥烈，配入白芍敛阴，知母滋阴，又以甘草加以总体调和。这样该方即成了攻逐而不伤正的一首方剂。但在很多书籍中，本方被归于和解剂，其实是欠妥的。

第三，适用证候不限温病。从理论上讲，本方专为瘟疫之邪伏于膜原而设，仅适用于温病当中的一种类型，而且这种类型并不多见。但是，它却不仅是治疗这种类型的不可取代的特效方，而且对于虽非瘟疫，但有邪伏膜原临床见症者，疗效亦佳。临床用治：发无定时，一日一发或数发的憎寒壮热，头痛胸痞，闷胀呕恶，心中烦躁。脉弦数，舌苔垢腻或白如积粉。

◎病案举例

李某，女，28岁。甲亢性突眼，左眶内肿痛，1周前突然寒冷发热，烦躁不安，大汗淋漓，经住院中西医治疗无效。体温40.8℃，持续不退，寒战至全身剧烈抖摇，焦躁烦乱，呕逆，大汗不止，左眼眶胀痛干涩，瞬动困难，不能闭合。家人见病情日进，自动出院，抬回家中，为尽人意，再三请我出诊一视。

进入病人卧室，见患者全身披厚被，蹲伏于电炉旁，仍寒冷瑟瑟，呕恶不止，大汗滴淌，烦躁不安，语言气难接续。左眼严重外突，畏光流泪，眼内异物胀感，外干涩，眼球转动困难。脉弦细而数，舌苔黄厚而粗糙。

本证眼下的要点在寒热剧争。这种剧争提示了两点：一是邪虽极盛而正尚能奋起抗争；二是主战场在半表半里。辨为瘴气。邪结膜原，少阳失枢，正邪交争，阴阳欲脱。予达原饮合小柴胡汤：

厚朴30g，黄芩10g，槟榔12g，草果3枚，知母30g，白芍30g，炙甘草10g，柴胡10g，人参12g，半夏12g，大枣20g，青蒿30g，炮附子20g，生姜10g。1剂，水煎3次，分3次当日服完。嘱停服所有其他中西药。

第二日复诊，寒冷除，不再披被烤火，体温已降至正常，呕吐止，大汗减。但站立不稳，语言时气不能续，精神极差，全身肌肉不定处眴动，以真武汤加味以治。本病续上方抢救成功后，随证施方调治，不仅诸症均减，病情稳定，尤其令患者及全家高兴的是，原长期治疗无效的左眼严重外突，竟明显消减，已能较灵活瞬动，且能正常闭合。

65. 逍遥散

此方临床运用极广，也许正因为此，在方剂归类时有将它归于和解剂的，有将它归于理气剂或补益剂的，日本《皇汉医学丛书》甚至将它归于眼目门。而它的方名即注定了它是一首和解的方。因为人郁则寡欢，并且郁又可导致多种疾病，故有"一有怫郁，诸病生焉"之说。而木郁是五郁之首，木郁当顺其曲直之性以达之，逍遥散正是针对了这一病机，使郁解气达血和而还人以怡然悠然泰然的健康状态。

本方出自北宋官方惠民和剂药局汇编的《和剂局方》。

逍遥散方

柴胡、当归、白芍、白术、茯苓各一两，炙甘草五钱。

上为粗末，每服二钱，水一大盏，烧生姜一块切破，薄荷少许，同煎至七分，去滓热服，不拘时候。

全方针对肝郁脾虚病机。造成肝郁的原因，一是土虚不能生木，二是血少不能养肝。肝为木气，全赖土以滋培，土虚则不生而郁，血少则不滋而枯。方用茯苓、白术、炙甘草培土；当归、白芍益营养血，配煨姜并起调和气血作用；柴胡直入肝经以疏肝解郁，加薄荷少许以助疏散条达之功。共同发挥疏肝和脾，理气调经的作用。

本方同四逆散、柴胡疏肝散相比，是有对脾土的培补和阴血的顾护；同越鞠丸比，是越鞠丸峻而此方缓，越鞠丸燥而此方润。

此方不仅适用于内科、妇科、眼科、皮肤科，因其秉一阳初生之气，符合儿童稚阳之体，故还可用于儿科。

临床治疗：两胁疼痛，头昏目眩，神疲食少，血虚烦热，寒热如疟，郁郁不乐，口燥咽干，乳房作胀，月经不调，潮热咳嗽（木火刑金），时眼赤痛、连结太阳，骨蒸劳热，以及儿童之低热神郁，纳少好哭等。

对于郁证、失眠、慢性支气管炎、功能性低热、晕厥、特发性水肿、月经不调、赤白淫闭、乳癖、青盲、暴盲、蝴蝶斑等诸多病证，均有良好的疗效。

◎病案举例

案一、频发性晕厥

罗某，16 岁。无故突然昏倒断续发作 3 年余。初时数月至半年昏倒一次，近一年发作次数增频，及至近一个月来，每日昏迷达 1 ～ 4 次。发作前胸闷胸痛，心慌心跳，旋即昏迷。发时持续时间从初时的 2 ～ 4 分钟，增至现在的 10 ～ 20 分钟。昏迷时面色苍白，四肢厥冷，苏醒后身软欲呕，心悸心累，后渐趋平复。先后在数家医院中西治疗不效。后入某三甲医院做心内电生理等多项检查，无异常发现。

来诊时除每日昏迷 1 ～ 4 次外，纳呆，进食则胀，倦怠懒言，失眠，头昏，善太息，全身时冷时热，入睡则频唤妈妈而惊醒，月经量少。面苍白无华，六脉沉细，舌质正常。

辨为肝郁脾虚，痰饮内伏，气血阻闭之厥证，处以逍遥散合礞石滚痰丸加味：

柴胡 10g，当归 12g，白芍 12g，白术 10g，甘草 10g，茯苓 12g，炮附片 15g，香附 10g，枳实 10g，沉香 10g，礞石 15g，黄芩 10g，远志 10g，石菖蒲 10g，大枣 20g。

3 剂，水煎，日服 1 剂。

服完 3 剂后，仅心慌一次，约 2 分钟即过，未再昏迷，头昏也止，夜能安睡。又服 10 剂，诸症消失，恢复上学。

案二、蝴蝶斑

张某，女，39 岁。面部深褐黄带黑色之蝴蝶斑 3 年。月经长期偏少，色淡，行经前数日双乳作胀。纳少便溏，平日困倦，频叹息，心悸，面浮，头昏，眠浅，记忆力下降。面黑褐斑如巨型蝴蝶覆盖，脉细，舌质淡。三年来服中药不下 200 剂，全然无效。辨为肝郁脾虚，久病及肾，肾亏水泛。

处以逍遥散合真武汤加味：

柴胡 12g，当归 12g，白芍 20g，白术 12g，茯苓 15g，炙甘草 12g，炮附片 20g，

菟丝子 20g，生姜 12g，凌霄花 15g，玫瑰花 15g，月季花 15g。

上方日 1 剂，水煎服。服至 10 剂时黑褐色变浅，服完 20 剂后，不仅斑色大减，而且精神转好，纳食增加。坚持服完 40 剂，斑色褪尽，月经正常，其余症状完全随之消失。

66. 礞石滚痰丸

本方出自元代王隐君《泰定养生主·论痰》，是一首专治顽痰怪病之方。

痰为有形之物，又随气升降，无处不到。气又与血同行，而人内有脏腑经脉，外有筋骨孔窍，痰之随气，就像杂物随清泉一样，杂物停于何处，即坏何处观瞻，因而痰停于何处，即见该处症状。这不但决定了它发病的多样性，也决定了它所导致疾病的奇异性。正因为此，王隐君在罗列了近 50 种与痰相关的疾病后，总结出了"无端见鬼，似祟非祟，悉属痰候"的病证特征。后人将这一特征简化成了一句语言概括，那就是"怪病皆因痰作祟"。而礞石滚痰丸由于对老痰顽痰具有可靠的攻逐作用，因而是一首专治顽痰怪证之方。

礞石滚痰丸方

青礞石一两（焰硝煅过），大黄（酒煎）、黄芩各八两，沉香半两。

同研极细粉末，水泛为丸，如桐子大，根据病情轻重和病人体质强弱决定服量大小，一般服 2～3 钱。

古有"痰见青礞，即化为水"之说。方用经焰硝煅过的青礞石攻逐伏匿之老痰，用大黄开下荡邪，用黄芩清上泻火，用沉香通调气机。共奏拔除老痰酿疾病根，开泄上下排邪之道，通畅逐痰消散之路的治疗作用。方名"滚痰"，意在强调本方除痰效力之专和祛痰作用之强。

由于痰之为患，不仅表现多端，而且常表现怪异。因此，该方主治之症难以尽述。一般以咯吐黏涎痰浊，气逆喘咳，嗳气吞酸，头眩耳鸣，肢体酸麻胀痛，或癫痫惊狂等症状表现较为常见。临床凡望诊形体肥胖，神疲倦怠，面色少华，舌体胖大；闻诊声低懒言；问诊病程较长；切诊脉濡细虚迟者，结合症状，即可遣用本方。但此方药力峻猛，凡不是老痰引起的疾病或脾气

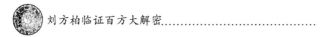

虚弱者，或素体虚寒者，以及孕妇、儿童均要慎用。

◎病案举例

案一、瘫痪（一氧化碳严重中毒）

张某，女，35 岁。瘫痪两月。春节期间闭门燃炉深睡，一氧化碳中毒，重度昏迷，经综合抢救苏醒。但身瘫软，神志痴呆不语，二便完全失禁，已用包括高压氧等在内的中西医多法治疗两个月，病情全无进展。面苍白无华，舌胖大，双侧齿印深布，苔白（不配合，捏双颊后勉强得见），脉濡迟。诊为痰迷心窍，痰阻脉络。

处以礞石滚痰丸合二陈汤加减：

半夏 12g，陈皮 10g，茯苓 20g，礞石 12g，沉香 10g，黄芩 10g，炙甘草 10g，胆南星 10g，天竺黄 10g，远志 10g，安息香 10g（冲）。

水煎，日 1 剂。

上方服完 3 剂，精神好转，神志转清，能按要求张口伸舌。上方加菖蒲 10g、白芥 10g、黄芪 60g，再服 6 剂，二便已能完全自控，并能站起缓慢行走 100 米以外。上方连续服用一个月，完全康复。

案二、双脚奇臭

患者，男，52 岁。双脚奇臭一年余。春节暴食后，初感全身乏力，尤以双下肢为甚，神疲倦怠，纳食不佳，渐觉双脚异味，且臭味越来越大，臭如大便，每脱鞋时无人敢近，家人虽远离丈外也要呕吐。并有腹胀，双下肢浮肿。辗转于多所医院中西治疗无效。患者情绪悲观，懒言困顿，体丰懒动，面晦无华。坚决拒绝脱鞋查看，只说脚上并无斑疹、溃疡、皮肤破损等任何表现。脉濡细，舌体胖大，双边明显齿印，舌苔薄白。辨为脾虚阳弱，痰浊蕴阻。治以健脾助运，蠲湿除痰，温阳化浊。处以礞石滚痰丸合六君子汤、防己黄芪汤加减：

人参 10g，茯苓 20g，炒白术 12g，炙甘草 10g，半夏 10g，陈皮 10g，防己 10g，黄芪 30g，苡仁 30g，礞石 30g，酒军 10g，沉香 10g，炮附片 30g，桔梗 10g。

水煎，日 1 剂。

上方服完 5 剂复诊，脚臭大减，脱鞋时家人已能忍受，纳谷香，精神健旺。舌齿印消失，脉细无力。患者情绪欢快，与上诊时判若两人，续上方 5 剂，痊愈。

67. 三仁汤

本方是吴鞠通在《温病条辨》中用治湿热病之起手第一方。也是宣化畅中，清热利湿的一首代表方。

三仁汤方

杏仁五钱，飞滑石六钱，白通草二钱，白豆蔻二钱，竹叶二钱，生苡仁六钱，厚朴二钱，半夏五钱。

甘澜水八碗，煮取三碗，每服一碗，日三服。

方用杏仁开上焦肺气，竹叶清上焦邪热，以蔻仁、厚朴、半夏宣化中焦湿浊而利气机，苡仁、通草、滑石利下焦之湿而泄热。共奏宣化畅中，上下分利之功。

本方证的病位在太阴肺脾二经。而由于脾居中能运四旁，肺主气而通调水道，所以，它虽出在上焦篇，但不仅中焦病常用，杂病也有大量使用机会。吴鞠通在立方之时讲"长夏深秋冬日同法"，说的是时令的灵活性，时令能灵活，运用范围同样也可灵活。因此，只要掌握湿郁清阳，气化不宣这个病机，和舌苔厚腻这个特征性体征，即可使用本方。

具体可概括为：

1. 舌苔厚腻（白或偏黄），脉弦细或濡。

2. 头痛恶寒，身重疼痛。

3. 胸闷不饥，面色淡黄，午后身热，渴不欲饮。

此方临床应用非常广泛。常用于高烧热退后，虽处于恢复期，而纳呆苔腻者；伤寒，副伤寒，恶寒发热，胸闷不饥，腹胀神疲，苔腻者；产后发热，纳呆，苔腻者；慢性肠胃病苔腻者；外科术后纳呆，苔腻者；急慢性肾炎蛋白尿或尿路感染，或肾功衰，苔腻而不能峻补者；急慢性肝炎，脂肪肝，慢性胆囊炎苔腻者；肺气肿，肺心病，痰多苔腻者；糖尿病体丰，过食肥甘，苔腻等。总之，必有苔腻。而苔腻是否都用三仁汤呢？那就不一定了，这里重要的是掌握方证病机。

◎病案举例

案一、高热后纳呆案

张某，男，25 岁。感冒咽痛，扁桃体化脓，高热寒冷。经输液 1 周烧退，扁桃体化脓消散。而数日来全不知饥，也不渴不饮，胸中满闷不适，口中黏腻。视之白腻厚苔满布全舌，舌体胖大，两侧深印齿痕，脉濡。证属气郁湿阻，处以三仁汤加味：

白豆蔻 10g，杏仁 15g，苡仁 30g，厚朴 30g，半夏 12g，通草 10g，滑石 30g，竹叶 10g，藿梗 15g，佩兰 15g，草蔻 10g，建曲 20g。

水煎，日 1 剂。

服 1 剂，即感口中清爽，有饥饿感，服完 3 剂，完全康复。

案二、手术后纳呆案

宿某，男，36 岁。肠梗阻住院，手术后肠通气正常，腹胀等症消失，已排便 2 次。但却完全不思饮食，精神极差，胸腹闷塞感，口苦口腻，下午低热，体温在 38.5℃左右。面色苍黄，舌苔白厚而腻，脉濡。证属湿遏清阳，气化不宣，处以三仁汤加味：

苡仁 30g，杏仁 15g，白蔻 10g，厚朴 30g，半夏 10g，通草 10g，滑石 30g，建曲 20g，紫苏 15g，草果 3 枚（去壳），生麦芽 10g。

服药 2 剂，已知饥。再服 3 剂，体温正常，进食恢复到正常状态，精神转好，停药。

68 血府逐瘀汤

血府逐瘀汤出自《医林改错》，是王清任在该书所出诸方中，应用最广的一个方。人们多将"血府"视为膈膜以上的胸腔，认为这是该方的作用病位所在。其实，除了这个病位以外，我们还可以把血府理解到更宽的范围，因为《内经》明载"脉者，血之府也"，说明脉是血府。而人体脏腑、血脉、皮毛、骨肉，无处不有脉之循行，因此"血府"病涉不单是局限于某部，该方也因为这个原因相应的能治疗人体不同部位因瘀血而致的许多疾病。

王氏以"逐瘀"冠名的近 10 首方剂中，唯此方配伍特别。即由调气之代表方四逆散和活血的代表方桃红四物汤两方为基础构建（其余诸方都是活血化瘀药中对症配以温通、宣散等药）。该方既从气血根本着手，则其立方主旨不囿于局部，因而能通治全身因瘀而致的多种疾病。

血府逐瘀汤方

当归三钱，生地三钱，桃仁四钱，红花三钱，枳壳二钱，赤芍二钱，柴胡一钱，甘草二钱，桔梗一钱半，川芎一钱半，牛膝三钱。

水煎服。

方用桃红活血，四物养血，不用白芍而用赤芍，是为了增强活血之功。柴胡、枳壳、桔梗通调气机，牛膝破瘀通经，引血下行，甘草缓急而助通百脉，共同发挥活血化瘀的作用。

该方临床应用十分广泛，是治疗沉疴重证、顽疾怪病的一首具经典意义的方剂。

临床可用于：

1. 固定部位之头部慢性疼痛。

2. 固定部位之胸部慢性疼痛。

3. 长期失眠，心烦多梦，睡卧不宁。

4. 干呕呃逆，经久不止。

5. 自觉心中热而烦闷，或身体某部固定烧热感。

6. 经闭，不孕。

7. 性功能低下。

8. 血栓性静脉炎。

9. 皮肤色素沉着，黏膜瘀斑，肌肤甲错。

10. 重证黄疸（肝癌、胰头癌、胆管癌）。

11. 皮肤锯痕症（瘢痕疙瘩、瘢痕病）。

12. 癥瘕包块。

13. 偏瘫麻木。

14. 瘀血发狂。

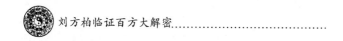

15. 理化检查具有血液循环瘀滞表现。

16. 脉涩或无脉，舌黯或有紫斑，或舌底青筋紫黯。

前 15 条任一项加脉舌征都可应用此方。

◎病案举例

案一、重证黄疸

某男，45 岁。半月前突然高烧寒战，深度黄疸，入某"三甲"综合医院，诊为肝肠吻合术后逆行感染（一年前行肝肠吻合术）、慢性胰腺炎、胆管炎（慢性急发），经治疗半月，烧退，但黄疸不仅不退，且日渐增深。就诊时由人架扶拖步，无力站立，双目深黄，腹胀尿少，不断吐出痰涎，极度神疲懒言。脉濡，舌质瘀黯，舌底乌黑，舌苔黄厚少津。

总胆红素 288μmol/L，直接胆红素 192.2μmol/L，间接胆红素 121.6μmol/L。

诊为重证血瘀黄疸。处以血府逐瘀汤加味：

当归 12g，生地 30g，桃仁 10g，红花 10g，枳壳 12g，川芎 12g，川牛膝 12g，柴胡 10g，赤芍 10g，桔梗 10g，甘草 10g，水蛭 10g。

水煎，日 1 剂。

一周后，黄疸大退，纳食正常，行动自如，自行来诊。守方加减，服药 30 余剂，黄疸退尽，诸症消失。后历时十余年，未再复发。

案二、皮肤色素沉着（红斑性狼疮？）

魏某，女，29 岁。双颧各一大如乒乓之红斑，高出皮肤，色黯红如赭，极为刺眼，不痛不痒，伴见脱发，纳食减退，月经量少，经行头痛，病程已 3 年。曾于某医科大学附院查尿发现红斑性狼疮细胞，拟诊为红斑性狼疮，用西药治疗小有效果，但久治则无进展。

来诊时双侧红斑等症一如上述，患者甚为悲观，脉细数无力，舌正。

诊为血瘀证。处以血府逐瘀汤加味：

方用成药血府逐瘀片，每次 4 片，日 3 次。并用以下汤药送服。

川芎 12g，当归 12g，白芍 30g，生地 30g，雷公藤 10g，蜈蚣 2 条，忍冬藤 30g，蜂房 10g，甘草 10g，土茯苓 30g，赤小豆 30g，草红藤 30g。

水煎，日1剂。

经半月治疗，高出皮肤之斑块全退，仅色素沉着未减，脱发大减，纳谷正常。治疗5个月后，去原就诊附院作免疫等各项相关检查，无异常发现，原主治医生认为疗效显著，建议续用中药调治。后坚持服血府逐瘀片，汤药时作小调整，治疗半年余，色素沉着消失，局部皮肤光滑如常，伴见症均完全消失。

69. 败毒流气饮

本方是一首治流注之有效方剂。而方剂学和外科学都未加记载，说明其临床作用尚未被充分认识。流注是一种可由饮食或房劳，或外邪，或情志，或外伤，或产后恶露等诸多因素导致的气血凝滞之证。或生于四肢关节，或生于胸腹腰背，其临床特征是，漫肿而不红烫，疼痛常多剧烈，每发于肌肉丰厚之处，并常此处未愈，他处又起。其总体病机为邪留结于肌肉筋骨之间，致令气血不行，滞遏为患。其治疗原则在一个"散"字，疏散，导散，流散，逐散，温散。而王肯堂在《证治准绳·疡医》所立之败毒流气饮正好全面体现了这一点，因而该方能十分有效地治疗流注。

败毒流气饮方

羌活，独活，青木香，赤芍，当归，紫苏，陈皮，香附，白芷，三棱，蓬莪术，枳壳，川芎，桔梗，柴胡，半夏（姜制），赤茯苓，甘草。

上以生姜、生地黄煎服。

该方集中使用紫苏、陈皮、柴胡、香附、枳壳、桔梗大剂疏利气机之药以疏散之；以青木香、半夏、赤茯苓、甘草以导散之；以赤芍、当归、川芎、生地行血以流散之；以三棱、蓬莪术以逐散之；以羌活、独活、生姜、白芷以温散之。气血同治，攻导结合，共同发挥荡涤留邪，捣除病所的作用。

◎病案举例

余毒流注（猫抓病性淋巴结炎）

邓某，女，47岁。双上肢散发肿块，疼痛4个月。初为左上肢痛，渐感

129

右上肢亦痛，痛无定处，时剧时缓。3 天后左上臂内侧出现一包块，漫肿疼痛，形如鹅蛋，就诊时医生用注射器抽出水血混合液数十毫升，加压包扎并用抗生素静滴。不料次日漫肿更重，疼痛更剧，入某院病理切片检查，报告为"猫抓病性淋巴结炎"。经局部切开排液减压等处理，然而，不仅剧痛不减，且双腕又各新增一包块，大如鸽蛋，不红，质稍硬，压痛。经中西结合治疗 2 个多月，疼痛缓解，切口愈合，在双腕肿块未消的情况下，以好转出院。出院不久双上肢疼痛复又加重，每夜服 3 片止痛片也不能入睡，双腕肿块漫肿微红压痛。患者十分焦虑和痛苦，前来我处求治。脉迟细，舌淡、苔薄黄。

辨证为局部感染，湿痰为患，毒气走散，流于经络之余毒流注证。予败毒流气饮加减：

茯苓 15g，白术 12g，白芥子 10g，半夏 12g，枳壳 10g，当归 10g，三棱 10g，蓬莪术 10g，羌活 10g，独活 12g，川芎 12g，北细辛 10g，白芷 15g，柴胡 10g，木香 10g，赤芍 10g。

水煎，日服 1 剂。

服完 3 剂，双上肢剧烈疼痛明显减轻，药后每有矢气频频现象。后去三棱、莪术，加路路通、穿山甲，坚持治疗月余，疼痛全止，双腕肿块消散，停药观察，数年后一直未再复发。

70. 鸡鸣散

鸡鸣散是王肯堂为脚气病所出的一张方子。脚气由风毒或寒湿留滞于足部而成。表现为双下肢自膝以下感觉麻木、冷痛、酸软、无力、浮肿，或拘急肿胀，疼痛而令功能受限。严重者可因脚气入腹攻心而致泛恶呕吐，胸闷气喘，甚至出现神志症状。通过本方宣畅三焦，温通泄浊，对于脚气之初起者，不仅有消除症状的作用，且可遏制病情发展，防止病邪入腹攻心。

通过临床长期应用，本方对西医所谓之"特发性水肿"，有着较好的治疗效果，且愈后较少复发。对部分"阴水"患者，与肾气丸、真武汤等方协同使用，疗效也是不错的。关键在掌握：

1. 肿在双膝以下。

2. 无热象。

鸡鸣散方

槟榔七枚，陈皮、木瓜各一两，吴茱萸二钱，桔梗、生姜（和皮）各五钱，紫苏茎叶三钱。

共研粗末，以水三大碗，慢火煎至一碗半，药渣再用水两大碗，煎至一碗，二汁相合，至次日五更鸡鸣时作两三次冷服（冬日可略温服），早饭须得药力过后再吃。服下药后待天明时，当下黑粪水，这是肾家所感寒湿毒气排泄体外的表现。

本方以桔梗开上，槟榔泄下，吴茱萸、生姜温中，用苏叶之清灵和陈皮之芳香助疏利宣散，用木瓜舒筋通络，且引药下行而达病所。全方宣上、温中、泄下，功能兼具宣散降浊而不伤正气，逐邪开泄而不峻烈，所以王肯堂说男女皆宜。

该方以"鸡鸣"为名，强调应在空腹时服用，以利药力更好地发挥作用。

◎病案举例

宋某，女，48岁。双下肢不明原因浮肿十余年。时轻时重，轻时仅内踝部按之有凹影，重时双膝以下明显肿大。微微冷痛，沉重酸软，倦怠乏力，腹胀溲少。曾作肝肾功、激素水平、尿检等相关检查，无明显异常，诊为特发性水肿。而服药则消，停药不久复发如故。只好在浮肿严重时去医院以求缓解，平时则听之任之。近期来发作有加频加重之势，遂专程来诊。患者症如上述。面白少华，脉迟，舌苔薄白稍滑。诊为寒湿脚气。

处以鸡鸣散合防己黄芪汤加味：

苏叶15g，吴茱萸10g，桔梗10g，木瓜10g，生姜12g，陈皮12g，槟榔15g，防己10g，白术20g，黄芪30g，苡仁30g。

水煎，日1剂。

服药3剂，肿渐消，精神转好。服完8剂，肿全消。后每稍见浮肿，则服上方两三剂，肿可即消。

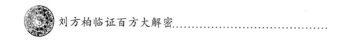

71. 甘露饮

本方是一首专治脾胃湿热，口臭龈肿之方。作用目标单一，而疗效极佳良。其应用要点在于辨准脾胃湿热久蒸，损伤胃阴这个病机。

掌握口臭、口疮、咽舌疼痛、牙龈出血、牙龈肿痛、口干不欲饮，甚或身目发黄的临床表现，以及脉濡缓，苔薄黄微腻的脉舌指征。

注意与阳明实热，少阴水亏所致牙痛出血之玉女煎证和食积湿郁而致口臭舌腻之保和丸证的鉴别。

本方出自《局方》。

甘露饮方

生地，熟地，天冬，麦冬，石斛，黄芩，茵陈，炒枳壳，枇杷叶，炙甘草。各等分，共研粗末，每次用水煎服二钱。

方用生地、熟地、天冬、麦冬、石斛、甘草大队甘凉之药滋益脾胃之阴，兼清其火，用茵陈、黄芩苦寒燥湿而清热，佐以枳壳、枇杷叶畅气而降上蒸之湿热。全方准确地针对了湿热与阴虚并存的情况。对于一方面湿热有熏蒸之势，不能不顾，而另一方面阴损有化燥趋势，不能不滋的矛盾状况，采用甘凉滋益的同时，兼用苦寒燥湿和畅气化湿的方法，从而发挥协调兼顾，调治而愈的治疗作用。

◎病案举例

何某，女，52岁。舌痛，唾涎沫两月余。

初感口苦口腻，自认为热重，泡金银花、通大海服数日不效。此后发热唾涎沫增多，较稠浊，并见舌痛，口苦腻也进一步加重。于当地治疗不效，转诊于几所大医院，先后使用龙胆泻肝汤、泻黄散、导赤散等治疗，并服多种西药治疗，毫无效果。患者忧郁而烦躁，更感终日难宁。来诊时稠浊涎唾频频吐出，口苦，口干，舌边尖痛，偶有牙龈出血、心烦焦虑。脉缓，舌苔薄黄。诊为脾胃湿热，阴虚火旺。

予甘露饮加味：

生地黄 15g，熟地黄 15g，茵陈 20g，天冬 10g，麦冬 12g，黄芩 10g，柴胡

10g，枇杷叶 12g，龙胆草 10g，石斛 10g，甘草 10g，佩兰 12g，藿梗 12g，枳壳 10g。

上方刚服完 1 剂，患者大喜过望，提前跑来报告。刚一进门即连连陈述：昨日之药煎好仅服 2 次即感唾涎沫大减，服完 3 次后，今日不仅唾涎全止，口苦及舌痛也大减。要求再给药 2 剂带回家服，以巩固疗效。

72. 小续命汤

小续命汤是一首治疗六经被风邪所中之方，亦即治疗后世所谓之真中风的方剂。由于中风之证起病突然，病情急重，而本方能有效治疗，使病人能转危为安，所以方名"小续命"。

中风之证，表现多端，常表现突然倒仆，神志昏迷，不省人事，筋脉挛急，半身不遂，口眼歪斜，语言蹇涩或失语等临床见症。虽然有风中某经而出现该经一些特殊见症的不同，但并不需要一一立方，都可用本方加以治疗。

原方出自《千金方》。

小续命汤方

麻黄、防己、人参、黄芩、桂枝、甘草、芍药、川芎、杏仁各一两，附子一枚，防风一两半，生姜五两。

上十二味，㕮咀，以水一斗二升，先煮麻黄三沸，去沫，内诸药，煮取三升，分三服，甚良。不差，更合三四剂必佳。取汗，随人风轻重虚实也。

中风都缘于正气亏虚，风寒相乘，因此虚寒相抟为其总的病机。中风病涉六经，所以可出现多种复杂见症。而病因却相对单一，病位又就在经络肌表，这就决定了全方祛风而兼顾其他为基点的同时，必须护正的组方原则。

方用麻黄、桂枝、防风、防己、杏仁发散肌表，祛风通络；人参、甘草益气补中；川芎、芍药养血和营；附子、生姜助阳，在增强补益药力的同时，增强发表祛邪之力。风邪外壅，里气不宣，常郁而生热，故用一味黄芩以祛标热。从而发挥祛风养正，通络疏经的作用。

该方不仅是治疗中风的通用方，对于寒湿痹等病机相同之证也有较好的疗效。而尤其值得推崇的是，本方对失语喑痱一证有着十分突出的疗效。失

133

语虽然在中风证中常可见到，而需要单独提出的理由，一方面在于本方在治中风失语时较其他诸多见症见效尤速，另一方面是本方所疗失语，尚不仅局限于中风所致，还可用治口噤难张等所致者。这是因为声之所出，关乎唇舌、咽喉，而它们又受多经络之影响。其中冲脉任脉会于咽喉，手阳明经还出挟口交人中，足少阴挟舌本，足厥阴经络于舌本。失语时上述经络必多被所犯，而小续命汤所用药物可入多经，正好针对了其病涉多经的特点。用之阳温正复，寒散风祛，气畅络通，就像管道得通立畅，挛急得缓立除一样，所以能令失语者豁然声出。

◎病案举例

案一、失语

贾某，男，53岁。突然失语1周。患者在轻微劳动时突然口不能言，口流涎液，左手欠灵活，张口舌歪，急送入当地医院治疗。诊为"面神经瘫痪"。经中西医治疗，不仅不见好转，病人从初时尚能缓慢低声作答至完全失语。来我处就诊时完全失语，口涎不断，左手失灵。脉虚迟，舌苔白。辨为风中经络之失语证，处以小续命汤加味：

麻黄12g，桂枝10g，潞党参20g，川芎12g，白芍12g，杏仁10g，防风10g，黄芩10g，防己10g，蜈蚣2条，炮附片10g，炙僵蚕10g。

2剂，水煎，每日服1剂。

服完2剂，已能缓慢以完整句子对话，口涎减。又服3剂后，对答如流，流涎止，左上肢活动度大增。带方5剂回家续服。次年来城探视，专来我诊室，云带回之药未及服完，即已痊愈。

病案二、头痛

黄某，男，60岁。头痛头昏30年，近四年来出现口眼歪斜，半月前新增行走漂浮感，欲跑状。

经磁共振检查，考虑听神经瘤压迫脑干及四脑室，伴幕上脑积水，脑室周间质水肿。推算听神经瘤渐性生长30年许。已坚持在医院服中药1年多，全然无效。

高血压一直服药，但仍在 150/100mmHg，脉细数，舌苔黄稍燥。辨为风动痰蒙。处以小续命汤合礞石滚痰丸加味：

桂枝 10g，麻黄 10g，川芎 12g，炮附片 20g，白参 10g，炙甘草 10g，白芍 30g，防风 10g，黄芩 10g，礞石 15g，沉香 10g，地龙 10g，胆南星 10g，生白附子 10g，半夏 15g，白术 15g，茯苓 15g，天麻 15g。

水煎，日 1 剂。

上方服完 6 剂复诊，头昏痛大减，尤其明显的是行走欲跑状消失。再服 6 剂，行走漂浮感消失，坚持服上方月余，头昏痛等临床症状基本得除。

73. 升阳益胃汤

升阳益胃汤方

黄芪二两，半夏（汤洗，此一味脉涩者不宜用），人参（去芦），甘草（炙），以上各一两，防风（以其秋旺，故以辛温泻之），白芍药，羌活，独活，以上各五钱，陈皮四钱（连穰），茯苓（小便利，不渴者勿用），泽泻（不淋勿用），柴胡，白术，以上各三钱，黄连二钱。

上㕮咀，每服三钱，生姜五片，枣二枚，去核，水三盏，同煎至一盏，去渣，温服。早饭、午饭之间服之。

此方出自《脾胃论》。李东垣在方后有一段自释性说明："何故秋旺用人参、白术、芍药之类反补肺？为脾胃虚，则肺最受病，故因时而补，易为力也。"

东垣给此方开列的适用证为：脾胃虚弱，倦怠懒动，四肢无力，肢体沉重，关节疼痛，口苦口干，纳食无味，大便不调，小便频数，其所主之证多发于秋季。部分病人还可出现怕冷战栗之状，表情忧郁，憔悴，面色难看。其总的病机是脾胃虚弱，湿热滞留，阳气被郁，阴火上僭。需要特别提出的是，本方是一首治疗慢性腹泻的良方。

该方由三大类药物组成：一类为升阳药，如柴胡、羌活、独活、防风，既有升清降浊之功，又有风以胜湿的作用；二类为益胃渗湿药，如白术、人参、黄芪、炙甘草、茯苓、半夏、泽泻、白芍，所谓益胃，实为益脾，补脾复渗湿，是为健脾运湿；三为泻阴火药，黄连用以熄阴火。在元气不足与阴火僭越这对矛盾中，元气不足是矛盾的主要方面。因此，在针对亏损和不足用大队健脾益胃药的同时，加用黄连熄阴火，这样就构成了一首对元气不足，谷气下流，营不濡养，阴火僭越病机独具针对性的方剂。

用好本方的关键是，明确"阴火"的病理作用和临床表现。"阴火"在脾胃之气受伤，肺失生化之源，三脏之气受损时发生，阴火产生后，复又对三脏之气再加重损害，形成"火与元气不两立"之病势。临床表现为面如火燎，身无定处发热感，目红，心烦等见症。阴火概念是东垣变治外感之药为治内伤之药，创新用药法则的思想基础，因而是升阳益胃汤立方的思想基础。

我于多年临床中发现，许多久泻不愈的病人，病机不仅与本方证同，其临床表现也极符合"阴火"理论，因而移用该方治疗久泄，效果十分佳良。

◎病案举例

久泻案

张某，男，54岁。泄泻20余年。20多岁时即开始泄泻，每日四五次，泻出物或为稀糊状，或为水样，伴腹鸣隐痛。遍服中西药无效。久之体质大降，倦怠乏力，感冒连连，并出现易饥，皮肤不定处灼热感。面苍黄少华，形体消瘦，脉虚数，舌苔薄黄。诊为泄泻，处以升阳益胃汤原方：

红参10g，炒白术12g，黄芪30g，黄连10g，半夏12g，陈皮10g，炙甘草10g，茯苓12g，泽泻30g，防风10g，羌活10g，独活12g，柴胡10g，白芍12g，生姜10g，大枣20g。

水煎，每日1剂，3剂。

服完3剂复诊，便稀程度减，腹鸣、恶寒、易饥感及皮肤灼热感均减轻。续遣原方7剂。

服完7剂三诊，大便成形，日仅2次，腹鸣止，易饥及皮肤灼热感消失。后用参苓白术散善后而愈。

74. 补中益气汤

补中益气汤是李东垣为饮食劳倦所伤而致"热中"所立的一首名方。该方之为名方，在于它开创了三大治疗法则：一是甘温以除大热，二是升阳举陷以疗脏器下垂，三是补中益气随症加减用法（《脾胃论》在原方下列举了20多种加减法）。

补中益气汤方

黄芪（病甚，劳役热者一钱），甘草（炙），以上各五分，人参（去芦，有嗽去之）三分，（以上三味，除湿热烦热之圣药也），当归身（酒焙干，或日干，以和血脉）二分，橘皮（不去白，以导滞气，又能益元气，得诸甘药乃可，若独用泻脾胃）二分或三分，升麻（引胃气上腾而复其本位，便是行春升之令）二分或三分，柴胡（引清气，行少阳之气上升）二分或三分，白术〔除胃中热，利腰脊（脐）间血〕三分。

上件药㕮咀，都作一服。水二盏，煎至一盏，量气弱气盛，临病斟酌水盏大小，去渣，食远，稍热服。如伤之重者，不过二服而愈。若病日久者，以权立加减法治之。

我不嫌繁杂地把原著药后括号内的文字列出，是因为它们能权威地说明立方者构建此方的义理，而只有认识了这些义理后，才能准确地运用好此方。

该方的深义在于明确宣称芪、参、草3味是除湿热烦热之圣药。说明热之能除，靠此3味。而3味俱为补药，可见，甘温除热的治疗基础在一个"补"字。用平常对于退热有碍的补益药作退热药，这是在特殊病理情况下药物才能发挥的特殊作用。因而，它就成为了区别于其他所有退热法的根本所在，故特称之谓"甘温除热"。方中其他药则起升举清气，流通气机作用，与前三药合用则使脾胃之正气得以恢复，下陷之清气得以升腾，僭越之阴火降熄归位。这样，气机在气之升降中被疏通，邪气在气之升降中被荡除，正复邪却，发热乃至大热都能消退。

补中益气汤的临床应用指征为：

1. 气虚而致的发热。这种热可以是低热，中热，高热，潮热或烦热。

2. 上气喘息，动辄气短。

3. 头痛懒言，渴喜热饮。

4. 皮肤不能耐受寒冷，怕风畏冷，乍寒乍热。

5. 肛门脱出。

6. 子宫下垂。

7. 胃下垂。

8. 久泄久利，面色㿠白，短气神疲。

9. 脉洪大或虚，舌淡苔薄白。

◎病案举例

发热心悸案

代某，女，40岁。身热心悸5年余。5年前宫外孕破裂，行患侧输卵管切除，术后逐渐出现身阵发性发热感，时轻时重，但均能忍受。1年前发热加重，昼夜不停，久时每次持续2～3小时，短时10余分钟即过。发时自觉头面烘热，身热如烤，频频发作。夜间热起时立即掀被，而热退后即觉身冷难耐。发热病起不久即出现心悸心慌，其慌每于困倦至极，昏然欲睡时发生。发时胸闷气短，夜间发作时难受至不能睡卧，必起床乱走方可渐渐平息。

曾于某医科大学附院做动态心电图，报告为：心动过缓，心律失常。血细胞分析报告：白细胞$3.0×10^9$/L，血小板$68×10^9$/L。而遍服中西药无效。仅知柏地黄丸服后似感烧略减，因此购本方成药整箱回家，坚持服用近年，仍似稍缓解而复如故。以致既惧白日发热而心神不宁的煎熬，更怕夜间发热心慌而被迫起床乱走的痛苦。

来诊时昼夜发热无度，无汗，心悸，心慌时作，下肢肿胀，头昏倦怠，晨间面浮，大便秘结。面苍黄少华，脉迟细，舌正。辨为劳倦内伤，发热心悸。处以补中益气汤加味：

人参12g，黄芪30g，炒白术12g，当归10g，柴胡10g，升麻10g，炮附片15g，鳖甲15g，龟板15g，桂枝12g，白芍20g，陈皮10g，炙甘草12g。

5剂，水煎，日1剂。

服完5剂，诸症大减，夜间安卧，唯便秘。再服4剂，发热心悸完全消失，肿胀亦消退，唯双膝下发冷，上方加鹿茸5g（冲服）。服完后全部症状消失。复查心电图正常，血检正常。

75. 柴葛解肌汤

本方原名干葛解肌汤，为明代医家陶华在其所著的《伤寒六书》中所创制的一首治疗阳明经病之方。

柴葛解肌汤方

柴胡一钱，干葛二钱，甘草五分，黄芩一钱，羌活一钱，白芷一钱，芍药一钱，桔梗五分，石膏一钱。

水二盅，姜三片，枣二枚，煎之热服。无汗恶寒甚者，去黄芩，加麻黄，冬日宜加，春宜少，夏秋去之，加苏叶。

全方由 11 味药组成，而主旨分明地针对了邪犯三阳的病证。首先用葛根、石膏解肌清热，以泄邪犯阳明已生之热；配用羌活、生姜、白芷发汗散寒而除太阳未解之表邪；再用柴胡、黄芩拨转少阳之枢机，以导已入阳明之邪由里出表。3 组药物之外，用芍药、甘草和营而助泄热，用桔梗宣通肺气而助逐邪，用大枣调和诸药并防逐邪而伤正。

直入阳明、太阳、少阳三经以逐邪气之药当然是全方的主药，而后 3 组药对于该方能在最佳水平上发挥作用，有着重要的协调意义。如芍药、甘草对于太阳有和营泄热作用，对于阳明有化阴护津作用。

桔梗宣通肺气，肺气宣而腠理开，腠理开可助被郁之邪气的祛除。该方祛邪而严防伤正的立方思想，在其方后附言中有着明确的体现，冬日宜加麻黄，春宜少，而夏秋即使无汗恶寒，为怕伤正，用苏叶取代。由此我们可以认识到，该方用大枣，实即小柴胡之用人参之意，只是本证热势已显，用人参直补碍气而用大枣固护正气。

柴葛解肌汤是针对三阳合病之方，其功用为解肌泄热，疏表清里。

临床用于：

1. 发热恶寒，这种发热多为新病之高热或超高热，恶寒多为以背寒为主的全身寒冷，乃至寒战。

2. 头痛身疼，无汗心烦。

3. 目痛鼻干，眼眶疼痛。

4. 脉微洪，苔微黄。

139

本方对于退热有着十分可靠的效果。只要是风寒表实出现的发烧，不管热势多高，也不管男女老幼，服之一般当晚热势即可控制，部分降为低烧，部分烧可全退。其中老幼患者仅在剂量上小作调整即可，万不可因老人体弱或小儿稚嫩畏用而延误病情。

◎病案举例

赵某，男，45 岁。5 日前捕鱼涉水，返家后身疼恶寒，自服抗感冒药无效。延至第 3 日身痛加重，寒冷欲抖，头项强痛，心烦口渴，急入某医院查体温 40.2℃，当即输液服西药，药后体温退至 38.5℃，而夜间复又高烧寒冷，现已高烧至第 4 天，转诊于余。患者除上见症状外，口苦，咽干，汗出身酸，鼻干眼胀，脉洪，苔黄厚。诊为三阳合病，处以柴葛解肌汤加味：

柴胡 20g，葛根 30g，羌活 15g，黄芩 15g，甘草 10g，白芷 12g，白芍 30g，桔梗 12g，石膏 30g，生姜 12g，大枣 20g，苍术 10g，紫苏 12g。

暂服 1 剂。令停用所有中西药，将上药水泡半小时，急煎 15 分钟，共三煎，当日分 3 次服完。

次日来诊。昨方服下 2 次即感头身清爽，安然入睡，晚服完第 3 次，睡醒后已不发烧。改用小柴胡汤加味，2 剂而愈。

76. 人参败毒散

钱仲阳在《小儿药证直诀》里出本方时名为败毒散。用治伤风，瘟疫，风湿，头目昏暗，四肢作痛，憎寒壮热，项强睛疼，或恶寒咳嗽，鼻塞声重。由于人参在方中具有特殊意义，因而历代以来，多将此方径直称为人参败毒散。

人参败毒散方

柴胡（洗、去芦）、前胡、川芎、枳壳、羌活、独活、茯苓、桔梗、人参各一两，甘草半两。

上为末，每服二钱，入生姜、薄荷煎。

该方用羌活、独活、川芎、薄荷、生姜散风解表，用茯苓利湿，前胡、桔梗、枳壳行气化痰，柴胡疏散风热，在一派疏散药中用甘草以调和诸药，加入人参以助正驱邪。而正由于加用了人参，使一首纯疏散解表之剂，变为了益气发汗，扶正败毒之方。也正由于这一功用，使该方具有了令由表陷里之邪，得以由里出表之效力。人参败毒散的这一效力被喻昌称之为"逆流挽舟"。

"逆流挽舟"，其实是对本方具表里之剂性质的一种功能性概括。因而，也成了本方扩大应用范围的理论指导。后人正是在这种理论指导下，将钱仲阳所订的治疗纯外感诸证的范围突破到了对痢疾、疮疡、疟疾等疾病的应用。而本方最擅长治疗的，是外有头身疼痛、恶寒发热，内有泄泻、下利者，亦即所谓的胃肠型感冒，无论男女老幼，凡见上症，用之则效。它具体地体现了本方"逆流挽舟"的功能。此外，临床凡见风寒湿邪，憎寒壮热，头项强痛，肢酸体痛，鼻塞声重，咳嗽有痰，无汗等症均可使用。

◎病案举例

张某，男，45 岁。5 天前头身疼痛，畏寒发热，打针服药汗出而减。3 天前突然加重，身酸痛，头胀痛，发烧至 39.2℃，恶寒蜷缩，腹鸣胸痞，大便清稀，日三四次。脉濡，舌苔白厚。已输液两日，症状不见减轻。诊为风寒束表，湿邪内淫。处以人参败毒散加味：

人参 12g，茯苓 15g，独活 15g，羌活 10g，甘草 10g，前胡 10g，柴胡 10g，薄荷 12g，生姜 12g，枳壳 12g，厚朴 30g，苍术 10g，紫苏 15g。

水煎，日 1 剂。3 剂。

上方服完 1 剂，体温退至正常，恶寒大减。服完 3 剂，诸症消失。

77. 十全大补汤

十全大补汤方

当归（酒拌），川芎，白芍，熟地（酒拌），人参，白术（炒），茯苓，炙甘草，黄芪，肉桂。

各等分，为粗末，每服二钱，加生姜三片，大枣二枚，水煎服。

本方为《太平惠民和剂局方》之方。而在方书里一般都附录在八珍汤后面，作为八珍汤气血双补的同时，增强其助阳益肾之力的方剂使用。其实，这种

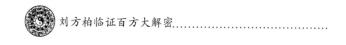

解析不仅歧解了方义，也必然使该方的临床应用范围被人为地缩窄。

该方由三组药物构成：首先是甘温补脾益气药，由黄芪、白术、炙甘草、人参、茯苓、大枣组成；第二是辛温和营利血药，由肉桂、川芎、当归、生姜组成；第三是滋养阴血药，包括熟地、白芍等。显然，这一组合已远不是在八珍汤气血平补基础上加上两味益气温阳药的方药叠加意义所能概括。而已然成为一首功长于温补与温通的方剂，熟地、白芍等滋养柔润药在方中的作用，已不主要是补血，而是既助气血调和，又令温而不燥。

通过上面的分析可以看到，本方的组合功能对于营卫亏虚，气血失调，经脉虚冷，失于温煦的多种疾病，都有着有效的治疗作用。如麻木，其病机《内经》即作了"荣气虚则不仁，卫气虚则不用"的明确概括，是此方极为适合的主证，而千古以来，竟因方解的误导而无人采用。因此，很有必要明确标示本方的临床应用范围：

1.麻木（排除死血和瘀热明显者），不管四肢、躯体、头颅或舌部等任何部位的麻木，或肌肤不仁。

2.气血亏虚，肌肉消瘦，脚膝无力，喜温恶冷。

3.面色㿠白或萎黄，头目昏晕，心悸气短，倦怠懒言。

4.虚劳咳嗽，遗精失血。

5.妇人崩漏。

6.月经色淡，量少，后延，小腹冷痛。

7.疮疡久溃不敛，脓液清稀。

8.脉细弱或虚大无力，舌质淡、苔薄白。

◎病案举例

麻木案

方某，男，46岁。平素常偶感手足麻木，未及治疗，一般一日半日可自行消失。两月前遇一次外伤出血，伤口愈合后即感麻木加重。不仅日数发，且麻木范围遍及四肢，倦怠乏力，纳差神疲，曾服补气和中升阳汤等近10剂无效。来诊时除上述见症外，肢冷欠温，舌尖亦时觉麻木。麻木日轻夜重，遇冷则甚，遇热稍减。面萎黄少华，血压92/66mmHg，脉迟细，舌质淡，双侧齿印。

诊为营卫亏虚，经脉虚冷之麻木证，处以十全大补汤加味：

黄芪30g，肉桂10g，红参12g，茯苓15g，炙甘草12g，白术12g，川芎12g，当归12g，白芍30g，熟地30g，鸡血藤30g，威灵仙15g，淫羊藿15g。

水煎，日1剂，7剂。

上方服完3剂，麻木明显减轻，精神转好。服完7剂，除偶感指尖轻微麻木外，饮食正常，倦怠消失，手足温暖。后坚持服上方10余剂，诸症消失。

78. 右归饮

本方出自《景岳全书·新方八阵》中之"补阵"。景岳在出方时明确标出了本方的三大特点：第一，它是益火之源的总方，凡命门阳衰阴盛所导致的疾病，都可使用。第二，它能治阴盛格阳之真寒假热证。第三，本方通过加用一两味药物，即可治疗很多看似不属本方适用范围的病。作为示范，方后特列出六项加味：如气虚血脱、或漏、或昏、或汗、或运、或虚狂、或气短者，必大加人参、白术；如火衰不能生土，为呕哕吞酸者，加炮干姜二三钱；如阳衰中寒，泄泻腹痛，加人参、肉豆蔻；如小腹痛，加吴茱萸五七分；如淋带不止，加破故纸一钱；如血少血滞腰膝软痛者，加当归二三钱。

右归饮方

熟地二三钱，或加至一二两，山药（炒）二钱，枸杞子二钱，山茱萸一钱，甘草（炙）一二钱，肉桂一二钱，杜仲（姜制）二钱，制附子一二三钱。

水二盅，煎至七分，食远温服。

本方为肾气丸之变剂。即去掉肾气丸中茯苓、丹皮、泽泻治水之药，加枸杞、杜仲、炙甘草等扶阳之品，变原水火平补之方为专门益阳补火之剂；变补中寓泻之方，为纯补之剂。全方用熟地、山药、山萸肉、枸杞补益肾阴，用肉桂、附子温补肾阳，炙甘草补中益气，杜仲温壮益精。在照顾到肾为水火之脏这一生理特性的基础上，益火之源，以消阴翳。全方着眼于补右肾命门之火，所以命名为右归饮。由于肾有主骨生精充髓的功能，所以在传统习

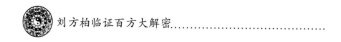

用范围外，本方对于骨质疏松等骨性疾病，亦有良好的疗效。

临床可用于：

1. 畏寒肢冷，神疲乏力，面㿠白少华，头昏气短。

2. 腰膝酸软，阳痿遗精，性欲冷淡，或精子缺乏症。

3. 大便不实，饮食减少，或腰腹不温，泄泻完谷。

4. 面浮肢肿，小便自遗。

5. 全身久痛不止，腰痛绵绵，甚则腰痛如折，摄片查为骨质疏松者。

6. 妇人带下清稀，小腹冷痛。

7. 月经量少色淡，小腹绵绵隐痛，头昏气短。

8. 阴盛格阳，真寒假热证。

9. 一切虚损之证，偏于阳虚者。

10. 舌色淡、苔薄白，脉沉迟无力。

◎病案举例

骨质疏松案

魏某，女，70 岁。身疼腰痛多年，以脊椎骨疼痛为主，时甚时缓。重时就诊，医总以风湿痹痛治疗，服药后痛可减轻。缓时即不在意。近年来疼痛加重，并感气短乏力，神疲肢冷，夜尿频多，疼痛在上坡或屈身时加重。近半月来腰痛剧烈，至夜不能寐，无法蹲下排便。CT：广泛性骨质疏松。诊为肾阳亏虚，骨失温养之腰痛，处以右归饮加味：

熟地 30g，山萸肉 15g，杜仲 12g，炙甘草 10g，山药 30g，宁杞 30g，炮附片 20g，肉桂 10g，鹿角 15g，肉苁蓉 20g，狗脊 12g，续断 12g，怀牛膝 12g。

水煎，日 1 剂。

上方服完 5 剂复诊，腰痛大减，夜能安卧，夜尿从五六次缩为三次，能缓慢屈腰俯身，可自行解便。续方 5 剂，服完后疼痛全止，再服 3 剂巩固。

79. 阳和汤

本方为王洪绪在《外科全生集》中所出的一张处方。用以治疗一切阴疽、贴骨疽、流注、鹤膝风等属于阴寒之证。因其功擅荡逐阴寒，犹阳光普照而令和煦，所以命名为阳和汤。

阳和汤方

熟地一两，白芥子（炒研）二钱，鹿角胶三钱，肉桂（去皮、研粉）一钱，姜炭五分，麻黄五分，生甘草一钱。

水煎服。

本方重用大补血气的熟地为君药，配以鹿角胶共起生精补髓，养血助阳，强筋壮骨作用；用肉桂温阳散寒而通血脉；炮姜炭温阳活血；麻黄宣散阳气，协同姜桂促气血宣通，并能使熟地、鹿角胶补而不滞；白芥子祛皮里膜外之痰；甘草解毒而和调诸药。

该方的组合除上述意义外，细加研究，深入分析，还含有另一层玄机。即全方在着眼温散补通协同发挥作用的同时，注意了对皮膜肉脉骨五个层次的全面关照。用麻黄行皮，白芥理膜，炮姜炭温脾（肉），肉桂通脉，鹿角胶、熟地补肾强骨。这一玄机的揭示，不仅更能说明该方为何能概治不同部位、不同阶段，乃至不同病种的外科阴证，并且为本方能治疗慢性哮喘、肩凝证、血栓闭塞性脉管炎等其他多种疾病找到了理论基础。

◎病案举例

案一、肩凝证

罗某，男，62岁。双侧肩部酸软钝痛，不能抬举后反，夜间常疼痛至醒，须起床行走后再缓慢躺下，如此每夜达两三次，迁延已3个多月，痛苦不堪。经按摩，并先后用三痹汤、黄芪桂枝五物汤、活络效灵丹及中成药散风活络丸、疏风定痛丸等，症状减轻并不明显。本病属肩凝证无疑。问题是据证以治，全然无效。细审其病机，并未越虚而感寒，络脉痹阻，气血凝滞，筋膜粘连。乃想到阳和汤，该方虽为阴疽而设，而具温补和阳，散寒通滞之功，能疗皮膜肉脉骨兼感并发之证，其功用正切合此病机。乃处以阳和汤加味：

熟地30g，鹿角胶15g（烊），白芥子10g，麻黄12g，肉桂10g，炮姜10g，甘草10g，姜黄10g，桑枝30g，白芍30g，地龙10g。

水煎服，日 1 剂。

服完 3 剂，疼痛大减，守方 10 余剂，痊愈。

案二、哮喘

方某，男，62 岁。慢性哮喘断续发作多年。早年多为冬季发作，后渐四季不断。近年来哮喘程度加重，周年不断，而于入冬后症状加重。平时赖氨茶碱、麻黄素类缓解症状。今秋起病情即加重，不仅动辄喘息不已，即使坐卧不动，也感气短不适，站立其旁，可闻哮鸣，面色黧黑，形寒畏冷，尿频而滴沥不尽。脉沉迟，舌苔薄白。诊为肺肾虚寒，失于摄纳之哮喘证。鉴于患者以往久服定喘汤、苏子降气汤、都气丸等方，但多小有效果，却不能有效控制，而阳和汤功长温补和阳，散寒通滞，力达表里，所含七药，分之对本病各有针对作用，合之则能温能补能散能和，用于此久治不效的顽症痼疾，当属对证。因此，遣用阳和汤加味：

熟地 30g，麻黄 15g，鹿角胶 15g（烊），白芥子 12g，炮姜 12g，甘草 10g，肉桂 10g，蛤蚧 1 只，沉香 10g，山茱萸 12g，人参 10g。

水煎服，日 1 剂。

服完 3 剂，哮喘明显减轻，可起床缓慢行走，站于其旁，哮鸣声已不可闻。续方 5 剂，哮喘基本消失。原方加大至 5 倍量，再加胡桃肉 200g，共研末，炼蜜为 60 丸，每日早晚各以淡盐开水送服 1 丸。服完后去年冬天一直未再明显发作。

80. 地黄饮子

本方出自《宣明论》，是"寒凉派"宗师刘完素所出的一张温补方。用治口噤舌喑，不能语言，手足厥冷，四肢不能运动之喑厥风痱证。其病由下元虚衰，虚阳浮越，痰浊上泛，堵塞窍道而致。该方滋益肾阴，摄敛浮阳，祛痰开窍，十分准确地针对了以上病机，所以用之得当，疗效很好。但本证与气火上升，肝阳亢盛导致的突然喑厥者，有某些相似之处，临床绝对不能混淆，否则，犹如抱薪救火。一般说来，本方所主的喑痱，来势不猛，神志清楚，发音迟微，但非暴哑，也无头痛如裂等症。四肢微冷，而非逆冷至肘膝，手足废用多以双下肢为主，且绝无抽搐，只以舌喑不能语，足废不能用为特征。脉多沉细无力，舌淡红。

地黄饮子方

熟地黄，山萸肉，石斛，五味子，麦冬（去心），石菖蒲，肉苁蓉（酒浸、焙），远志（去心），官桂，茯苓，附子（炮），巴戟（去心）各等分。

上为粗末，每服三钱，水一盏半，生姜五片，大枣一枚，薄荷五七叶，同煎至八分，不计时候。

本方以熟地黄滋养肾阴为主，所以用地黄冠名。全方集熟地、巴戟、山萸肉、肉苁蓉、五味子等多种补益肾脏药于一体，突出了补虚固本的立方主旨。用炮附片、肉桂，既温养元阳，又摄敛浮阳；用麦冬、远志、五味子豁痰而补肺阴；石斛益胃阴；菖蒲入心肝，"开心孔，补五脏，通九窍，明耳目，出音声"（《本经》）；佐薄荷少许，用其清轻上行之性，疏郁且搜浮散之邪；姜枣为引，益正和营以助药力。合而成方，具有温补下元而兼调多脏之功，摄纳浮阳，但温而不燥的特点。

该方的上述特点，不仅对喑痱证适用，对痿证的绝大多数患者也适用。这是因为痿证是以手足痿软，不能活动为临床主要见证，以虚为病机特点，以肝肾肺胃为受损脏腑。其临床表现与总体病机与该方所主都有相近之处，而该方的药味组合又正好全方位地针对了肾肺肝胃。所以，该方对以双下肢长期软弱无力为主要表现的痿证，具有良好的疗效。

从临床观察看，该方不仅喑痱一证可用，痿证也可应用外，他如"腔梗"、"脑萎缩"等大量语言蹇涩，语音低微，下肢痿软，站立欠稳，承力困难，面热头昏，记忆恍惚者，都可遣用，或以之为基本方加减使用。

◎病案举例

王某，女，62岁。初感头昏，双下肢软，语言欠流畅，身畏冷而面时潮热，口干不欲饮，已近4个月，时轻时重。曾服知柏地黄丸、十全大补丸等，无明显效果。近一个月来，上症加重，并渐感语蹇音低，全身无力，尤以双下肢软弱难支，致终日只喜坐卧，起身行走须人扶或持杖方可缓慢拖步。曾作头颅CT，诊为"脑萎缩"。面色㿠白少华，脉沉细无力，舌质偏淡、薄白苔。诊为下元虚衰，脑失充盈之喑痱证。处以地黄饮子加味：

熟地30g，山萸肉15g，麦冬12g，五味子10g，菖蒲10g，石斛10g，远志10g，肉苁蓉20g，巴戟12g，肉桂10g，炮附片12g，茯苓12g，龟板15g，女贞15g，怀牛膝12g。

水煎，日1剂。

服完5剂，双下肢较有力，愿起身行动，且可弃杖缓行，语声增大，自觉有底气承接。再服5剂，面热、肢冷等症消失，能缓慢随意行走，语言除节奏稍慢外，音量已近正常。续方10剂，令隔日煎服1剂，以图巩固。

81. 苏子降气汤

本方出自《太平惠民和剂局方》，是一首治疗咳嗽气喘的常用方剂。

苏子降气汤方

紫苏子、半夏（汤洗七次）各二两半，甘草（炙）二两，前胡（去芦）、厚朴（去粗皮、姜汁拌炒）各一两，肉桂（去皮）、陈皮（去白）、川当归（去芦）各一两半。

上为细末，每服二大钱，水一盏半，入生姜三片、枣子一个、紫苏五叶，同煎至八分，去滓热服，不拘时候。

全方药仅8味，各药作用相对清楚。即用苏子降气平喘，半夏、前胡、厚朴降逆化痰，陈皮下气止咳，共同针对壅滞于肺之痰气，以解决"上盛"；用肉桂温肾纳气，引上越之虚阳下行，以解决"下虚"；用炙甘草调中。而方中为什么要在看似完美的组合中加用一味当归呢？方书多以当归养血润燥作解。但稍加推敲，这一解释是悖理的。本方证之虚在肾之阳，补血是南辕北辙；本方证之咳喘，是胸满气喘，痰涎稀白，润燥是反助其湿。那么，当归究竟起什么作用呢？其实药学权威的祖典《神农本草经》在当归条下开宗明义第一句就是"味甘温，主咳逆上气"。而当归药名之意，就是当使气血调和，不致散乱而无所归之意。因此它在方中的第二个作用是和血，因为血和则能令气降。因此，当归不仅直接助苏子等药降气平喘止咳，而且在大队

148

纯气分药中，发挥血中之气药的特殊和血降气作用，从而使全方对虚阳上越、痰涎壅积，气不下降所造成的咳痰稀白、痰涎壅盛、气喘胸满、头昏目眩、肢浮面肿、咽喉不利等症，具有了可靠的疗效。

该方证多见于咳喘日久，病程较长的患者。由于是方药性偏温热，举凡肺阴亏损，肺热痰喘，以及肺肾两虚之喘咳，均不可使用。

该方临床运用时必须注意与都气丸证的鉴别。因为同能治疗上实下虚之喘促短气。而两方寒温属性、病机侧重、临床见症都大不相同。都气丸性寒，本方性温；都气丸以下虚为主，夹有上实，本方以上实为主，兼有下虚；都气丸之下虚以阴虚为主，本方之下虚以阳虚为主；都气丸喘而兼见烦渴潮热、面赤，本方喘而兼见阳虚浮肿；都气丸脉多细数，舌多红干，本方脉多弦滑，舌多白滑。

◎病案举例

邵某，男，75岁。心累气喘，动辄气不得续7个多月。咳嗽，痰稀量多，面及双下肢浮肿。上午症重，下午稍轻。曾查 CT：肺气肿，左心扩大，考虑为风心病或冠心病。久经治疗，中西药均可暂缓症状，而停药即复如故。来诊时张口抬肩，气喘难续，面浮，唇微紫黯，脉结，舌有青紫斑。

诊为肾虚失纳，痰瘀阻肺之喘证。处以苏子降气汤加味：

苏子 12g，半夏 12g，前胡 12g，厚朴 30g，熟地 30g，炙甘草 10g，陈皮 10g，当归 12g，沉香 10g，地龙 10g，蛤蚧 1 只，山萸肉 15g，肉桂 10g，炙麻绒 10g。

水煎，日 1 剂。

上方仅服 2 剂，喘咳大减。再服 5 剂，喘更减轻，浮肿消退，结脉消失。舌仅存一小淡瘀块。再服上方 10 余剂，咳喘均止，余症基本消失，已能从事轻度劳动。后每有发作倾向，服上方两三剂，即可有效控制，至今已 6 年多。

82. 川芎茶调散

本方是治疗外感风邪，上攻头目所致头痛的一首专用方。原方出自《太

149

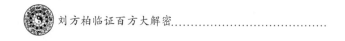

平惠民和剂局方》。

川芎茶调散方

川芎、荆芥（去梗）各四两，白芷、羌活、甘草（炙）各二两，细辛（去芦）一两，防风（去芦）一两半，薄荷（不见火）八两。

为细末，每服二钱，食后茶清调下。

全方药仅八味，而竟集中了芎、荆、芷、羌、辛、防、薄 7 味风药，仅以一味炙甘草作和，其专攻风邪之功用是显而易见的。而该方服用时不仅以茶清送下，且以"川芎茶调"为名。说明虽集中七种风药于一体，而川芎乃为主药；虽诸药之性偏于辛温，而用茶清调服则可以除弊。因而，临床要用好此方，首先需要明确以下两个问题。

1. 关于川芎的用量。川芎味辛性温，无毒，主中风入脑，头痛，寒痹筋挛缓急，能通能散，不仅有疗头风头痛神药之称，而且可以通治诸经头痛。这些特点，既确定了它在方中的君药地位，也提示了其用量可根据需要而增加。临床证明，治头痛较剧者，常用量可确定在 30g 左右。用量太轻，则难以收到预期效果。

2. 关于茶清的作用。茶味甘性寒，既能治风热所致的头目不清，又可引热下行而令上清。因此，用茶清调服由大队辛温升散之药组成的该方，主要是防止温散太过，兼清上郁之风热。而对于风寒无热之证，则只少用淡茶水调服，乃至改用生姜煎水调服为宜。

全方由治足太阳头痛之羌活、足阳明头痛之白芷、足少阴头痛之细辛和治诸经头痛之川芎等药组成。因此，说它是治头痛专方并非过誉。而因为六腑清阳之气，五脏精华之血，皆会聚于头，凡经气上逆，干犯清道，不得运行，都可壅遏而致头痛，因此，它又绝不可能是治头痛的通剂。临床证明，本方适用于外感风邪，不论偏寒或夹热，上攻头目所致的正偏头痛。具体表现为证属新起的正头痛、偏头痛、巅顶痛，恶寒发热，目眩鼻塞，舌苔薄白，脉浮者。

不仅如此，本方加用引经药后，可疗邪犯六经任一经所引起的头痛。除原方已有太阳羌活、阳明白芷、少阴细辛外，另如少阳柴胡、太阴苍术、厥阴吴茱萸等。对于偏于风热者，可加菊花、僵蚕，以增强散风清热之能。

通过这种引经加用，本方对于鼽涕、鼻渊、脑外伤后遗症之头痛，乃至血管神经性头痛等症，都有着良好的疗效。

而因其辛温升散之力强悍，久病气血亏虚之头痛及肝阳上亢之头痛者，不可使用。

◎病案举例

吴某，男，46岁。右侧偏头痛月余。初因冒雨作业受凉，头痛头昏，全身疼痛，恶寒发热，经治症减。而头痛头昏一直未除，自购止痛片服后可稍缓解。近一周来，头痛加重，夜间影响睡眠，以右侧为甚，牵扯巅顶，抽掣绷急感，寒冷恶风，脉浮，苔薄白，证属风寒之邪阻遏清道，经脉挛急之头痛，处以川芎茶调散加味：

川芎30g，荆芥12g，防风12g，白芷20g，北辛10g，羌活10g，葛根30g，炙甘草10g，薄荷20g，柴胡12g，藁本10g，苍术10g，生姜12g。

上方水泡半小时，武火熬20分钟，三煎，日三次服完。

1剂尽，当晚头痛大减，余症亦明显减轻，续上方再服2剂，诸症悉除。

83. 清燥救肺汤

本方为明末医学大家喻嘉言创制。他发现《内经》病机十九条中独遗燥气，并经研究，认为"秋伤于湿"的"湿"字，应当是燥字的错简。亦即秋不是伤于湿，而是"秋伤于燥"，这样才合六气配四时之旨，与五运不相背戾。喻氏将这一理论发现移用至临床，认为燥气过旺，则耗伤肺津；肺主制节，肺津耗伤，则清肃之令不能下行，就会发生膹郁咳喘等病证。在此基础上，他将《内经》"燥胜则干"病变范围，从皮肤皱揭，扩大到凡津液耗竭所引起的病变。在完成了上述理论构建后，顺理成章地确立了甘柔滋润，清燥救肺的燥证治疗原则。这一治则，能使肺气得润，清肃气行，治节有权，气不膹郁。所以不仅可使咳喘平止，就是受到影响的胃气，也可得到通降下行。清燥救肺汤就是喻氏上述研究的临床落脚点。它反映了病机的填补，创新了一种治则，因而拥有确切的代表方地位。

清燥救肺汤方

桑叶（经霜者、去枝梗）三钱，石膏（煅）二钱五分，甘草一钱，人参七分，胡麻仁（炒、研）一钱，真阿胶八分，麦门冬（去心）一钱二分，杏仁（泡、去皮尖、炒黄）七分，枇杷叶一片（刷去毛、蜜涂、炙黄）。

方用桑叶宣肺，石膏清肺胃燥热，杏仁、枇杷叶润肺降逆，麦冬、阿胶、胡麻仁滋阴润燥。本方在用桑叶、石膏解决燥热病原的同时，用杏仁、枇杷叶降泄肺气，以制病势，阿胶、麦冬、胡麻仁增液滋阴，润肺除燥以护肺之治节之权。本证肺为中心病位，而《难经》明言"损其肺者益其气"，故在护肺阴的同时，加用人参、甘草以益气。这样，看似简单的九种药即准确地针对了病因、病势、病性、病位，从而使肺金之燥得以滋润，肺气之膹郁得以肃降。使用时若无气虚倾向者，可用北沙参 30g 代人参。

本方临床应用时，有一定节令因素影响，凡秋分到立冬燥金主令时，只要见到咳嗽无痰者，均可悉投此方，疗效确切。此外，凡燥热伤肺，气阴两伤的干咳少痰，气逆喘息，咽喉干燥，口干鼻干，胸膈满闷，头痛身热，心烦胁痛等患者，都可用本方治疗。本证的舌诊诊断意义较大，即舌质红而偏干，少苔或无苔，脉多虚大而数。

本方的清燥主肺功能经临床扩大应用后，使之有了更为广泛的适应证。除用于肺炎、支气管炎、支气管哮喘、肺气肿、肺痨、肺癌等属燥热伤肺，气阴两伤者外，也可用本方加味治疗失音、便秘、痿证等，疗效也堪称满意。

◎病案举例

张某，男，52 岁。干咳无痰，身痛微恶风寒，鼻塞鼻干，咽痒咽干，气逆气急感，已 10 余日。来诊前西医诊为肺炎，连续输液 5 天，咳势未减。我按风热犯肺以桑菊饮加味治，服药 2 剂未效，乃改用桑杏汤加味，服完 2 剂，咳仅略微减轻，而仍阵咳不已，夜间常咳醒，影响睡眠。为何一个外感咳嗽小病而屡治不效？时值阴历 9 月中旬，乃燥金主令之季，我猛然醒悟，其证并非风热犯肺，而是燥热伤肺，且迁延旬日，气阴俱损，用桑菊饮是方不对证，桑杏汤是证重药轻。因此，立即改投清燥救肺汤加味：

桑叶 15g，石膏 30g，沙参 30g，炙甘草 10g，杏仁 15g，麦冬 15g，阿胶 10g（烊），枇杷叶 12g，胡麻仁 15g，五味子 10g。

水煎，日 1 剂。上方服完 2 剂，咳嗽基本得止，除活动后尚有咳嗽，气微紧外，已无不适。续前方 2 剂，药后痊愈。

84. 百合固金汤

百合固金汤方

生地二钱，熟地三钱，麦冬一钱五分，贝母一钱，百合一钱，当归一钱，芍药（炒）一钱，生甘草一钱，玄参八分，桔梗八分。

水二盅，煎八分，食远服。

本方以性味甘平的百合为君药，保肺止嗽，配以麦冬清热润肺，贝母润肺化痰，共同发挥对肺的滋养作用。用生地、熟地滋养肾水，益阴清热，为加强这方面功能，再配玄参以助之。用当归和血而降气，白芍养血而柔润，以图血和气降。用甘草、桔梗清肺利咽，以直接消除虚火炙咽等症。共同发挥肺肾同治，津血同调，标本兼顾的治疗作用。

本方是《医方集解》录载赵蕺庵的一首方。全方集大队甘凉柔润之品于一体，针对肺肾阴亏，虚火上炎病机，发挥养阴清热，润肺化痰的治疗作用。是一首治疗内伤咳嗽的常用方。

临床可用于：

1. 咳嗽气喘，痰中带血。

2. 虚火上炎，咽喉燥痛。

3. 午后潮热，或手足烦热。

4. 舌红少苔，脉细数。

◎病案举例

滁某，男，58 岁。半年前咳嗽咯血，胸痛，经查为肺鳞状细胞癌，即行切除术。术后又行化疗多疗程，一般情况尚好。但仍咳嗽，痰少，偶痰中带血丝，咳甚时牵扯胸胁微痛，时有心烦口苦感，大便干结，夜间口干舌燥而不欲饮。脉虚数，舌偏红，薄黄苔。证属癌毒余邪，肺肾亏虚。

处以百合固金汤：

百合30g，生地30g，熟地30g，玄参15g，浙贝12g，甘草10g，麦冬12g，当归10g，桔梗10g，女贞子12g，旱莲草30g，五味子10g，知母12g。

水煎，日1剂。

患者服上方一月后，诸临床症状全部消失，精神、食欲、睡眠均好。嘱上方每歇隔二日煎服1剂，坚持服用，以图巩固。患者遵嘱服用，已数年体质健壮，每年复查一次，无异常发现。

85. 温胆汤

温胆汤，不仅对方名含义历来理解不一，而且对其出处说法也不一。关于方名，有认为"温胆"实为"清胆"；有认为"温胆"是"温通"，而非温凉之温。但不管哪种认识，其实都认为该方的总体作用不是"温"。温胆汤之名首见于北周姚僧垣的《集验方》，惜该书已佚亡，是通过王焘在《外台秘要》中录存下来的。而该方名虽为温胆，其组成与应用同今之温胆汤都不尽相同。现用之温胆汤源自孙思邈之《千金要方》。是一首治疗胆胃失和，痰热内扰的常用方。

温胆汤方

半夏（汤洗七次）、竹茹、枳实（麸炒、去瓤）各二两，橘皮（去白）三两，甘草（炙）一两，白茯苓一两半。

上剉为散，每服四大钱，水一盏半，姜三片，枣一个，煎七分，去滓，食前服。

全方以半夏为君，燥湿化痰，和胃降逆。竹茹为臣，清胆和胃，止呕除烦。佐以枳实、橘皮理气化痰，茯苓健脾利湿，以求气顺则痰消，湿去则痰不生。使以炙甘草益脾和中，协调诸药。煎时加生姜、大枣，和脾胃并兼制半夏之毒。这样，全方不仅对痰热具有了较强的针对性，而且对气和湿两个成痰要素，也给予了同疗兼顾，该方也因此而具有了标本同治的临床功用。

胆为清净之府，喜静谧而恶烦扰，喜条达而恶壅郁。若病后，若久病，若宿有痰饮,皆可化生痰热而干扰胆府,造成心胆虚怯,胆胃失和等诸多病证。而温胆汤正是针对这类证候所设。

临床可用于:

1. 心悸不宁,遇事易惊,或惶惶胆怯。

2. 虚烦失眠,或乱梦不断。

3. 呕吐呃逆,口苦胸闷,纳减食呆。

4. 癫痫。

5. 脘腹胀满,胸中郁闷,口多涎沫。

6. 脉弦滑或数,舌质偏红、苔黄腻或白腻。

本方在当今社会,有着十分广泛的使用机会。这是因为一方面饮食厚味,甘美膏粱食品普遍摄入过多,而体力活动又少,久必痰湿内生;另一方面,生活节奏太快,竞争日趋激烈,情志忧郁惊恐多见,郁久而虚,聚湿生痰,干犯胆府,致胆胃失和,心神受扰,变生上列诸证。因此,临床除用于植物神经功能紊乱外,对精神病、急性胃炎、膈肌痉挛、美尼尔氏综合征,乃至阳痿等,都可根据病机加以选用。

◎病案举例

杨某,男,41岁。失眠半年多,初因忧虑影响睡眠,渐至夜间不能入睡,每晚乱梦连天,仅朦胧浅睡三四个小时。近月来病情加重,不仅彻夜不眠,且脘痞纳呆,恐惧易惊,终日惶惶不宁,常嗳吐酸水和涎痰,郁郁寡欢,神疲懒言。每晚靠服阿普唑仑一片维持小睡。脉濡数,舌质红苔黄腻。证属胆胃失和,气郁生痰,痰热扰心之不寐证,处以温胆汤合半夏秫米汤加味:

茯苓15g,半夏30g,高粱30g,枳实12g,竹茹12g,陈皮12g,黄连12g,炙甘草10g,远志12g,炒枣仁30g,胆南星10g。

水煎,日服1剂。

服完7剂来诊。药后甚适,阿普唑仑从服完3剂后即自行减至半片。现梦减,能较踏实入睡三四个小时,知饥纳香。又服7剂,撤去阿普唑仑,能连续入睡6小时左右,诸伴见症基本消失,精神较好,黄腻苔消退。后断续服用上方2个月,停药未再复发。

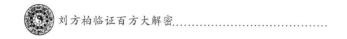

86. 九味羌活汤

本方是一首辛温解表方，与麻黄汤当属同类。而因麻黄汤在人们心目中有发汗峻剂，有条文标明的适应证限制，有季节限制三大因素的影响，既不能常年使用，也不能广泛应用。因此，必须突破这些限制，另立发汗而不伤正，风寒之邪非仅犯及太阳和四时皆可采用的方，张元素在《此事难知》里所出的九味羌活汤正好满足了这个需求。

九味羌活汤方

羌活、防风、苍术各一钱半，细辛五分，川芎、白芷、黄芩、生地黄、甘草各一钱。

上药㕮咀，水煎服。若急汗，热服，以羹粥投之；若缓汗，温服，而不用汤投之也。

方用羌活、细辛、防风、川芎、白芷、苍术发汗解表，驱散风寒。而其中的羌、芎、辛、芷又擅疗风寒头痛，苍、防又可解除因风寒湿气所引起的身痛。这就使该方具有了较强的止痛作用。用甘草以调和诸药。而本方尤其绝妙的是加用了黄芩、生地黄二药。此二药在方中有三大作用：一是清泄风寒外闭所生的气分郁热；二是缓解大量温燥药的辛烈之性；第三是本方通过发汗解表以愈病，而汗本于阴，用之培阴护阴以充汗源。该方通过这样巧妙的配伍，使之在发表散寒、祛风胜湿效尚力宏的同时，具有了四时都可使用的基本条件，也具有了在解表祛邪时，作用不囿于太阳、阳明、少阳某经，而可三阳同治的功能。

本方主治外感风寒湿，内有蕴热之四时感冒。其表现为恶寒发热，肢体酸楚疼痛，项强脊痛，无汗头痛，口苦口渴，脉浮苔白等。

本方因集中大队辛温燥烈药于一体，发散解表力量甚强，虽有黄芩、生地作牵制调节，但对素体阴虚气弱，表虚汗出者，仍当慎用。

◎病案举例

某男，35岁。头疼身痛，恶寒发热，咳嗽咯痰，清涕喷嚏，医以麻黄汤合荆防败毒散用之。服药2剂，大汗出热退，而恶寒身痛等症如故。医又以桂枝汤加味以治，药后病无进退，转诊于余。问之，突出感到全身酸痛，且有头痛胀闷，心烦口苦，鼻干口渴等症。诊其脉浮而微紧，苔薄黄。时值农历四月，风雨每骤作。综合考虑当属风寒湿邪从外而袭，干犯三阳诸经之证，处以九味羌活汤：

羌活 12g，防风 12g，白芷 12g，北辛 10g，苍术 10g，炙甘草 10g，川芎 12g，黄芩 10g，生地 20g，独活 20g，葛根 30g，生姜 10g。

水煎，日 1 剂。

服药 2 剂，诸症大减，再诊续予 2 剂。

87. 银翘散

银翘散是吴鞠通在《温病条辨》中所立的第一方，是治疗温病初起的一首名方，临床有着广泛的使用空间。

本方若从浅显而论，只要掌握温病初起，邪在肺卫即可。而要真正用好此方，必须深入研究吴氏的立方主旨。这里有三个需要了解的问题：首先是《温病条辨》将桂枝汤同列并出作为解肌而用。恶风寒者用桂枝汤，但热不恶寒或微恶寒而渴者用本方。明确了太阴风温、温热、瘟疫、冬温等温病只要邪在肺卫而见发热、不恶寒或微恶寒、渴三大主症，即可应用。第二，本方是辛凉平剂。临床轻于本证的用辛凉轻剂，重于此证的用辛凉重剂，明确了本方在辛凉以治温热大法中的层次地位。第三，本方药性轻灵，不仅可有效地清肃上焦，而且祛邪不伤其正。随症加减，可广泛地应用于临床，把邪势挫散于上焦。这样，我们就能较为清楚地看到，银翘散的主要功效为辛凉解肌，针对的病位是上焦肺卫，主要见症是发热，不恶寒，或微恶寒，渴，临床居于"母方"地位。即温病只要热邪未深，没有达到使用辛凉重剂程度时，即可作为首选，随症加减应用。有"御敌于国门之外"的功效。

银翘散方

连翘一两，银花一两，苦桔梗六钱，薄荷六钱，竹叶四钱，生甘草五钱，芥穗四钱，淡豆豉五钱，牛蒡子六钱。

上杵为散，每服六钱，鲜苇根汤煎，香气大出，即取服，勿过煎。肺药取轻清，过煎则味厚而入中焦矣。病重者，约二时一服，日三服，夜一服；

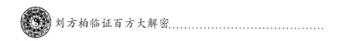

轻者三时一服，日二服，夜一服；病不解者，作再服。

方用银花、连翘清热解毒。薄荷、荆芥、豆豉发汗解表。桔梗、牛蒡子开利肺气，利咽清喉，祛风除痰。竹叶、芦根、甘草清热生津而益胃阴。全方解肌表而不过汗，清热邪而不过寒凉。共同发挥清热解毒，疏风解表的作用。

临床适用于温病初起，发热无汗，或微汗不畅，口渴，咽痛咳嗽，头痛。或斑疹初起，或扁桃体肿大，或鼻衄，或瘾疹初发。舌边尖红，苔薄白或薄黄，脉浮数。

◎病案举例

梁某，女，45 岁。发热咳嗽，痰少而咯出不畅，咽干痛，头痛，全身不适，自购药服不效，次日出现痰中带红，就诊于西医，摄片为右下肺炎变，已输液 3 天，上症不见明显减轻，乃来诊。患者除上症外，咳牵胸痛，口渴，咽红，舌红稍干，薄黄苔，脉数。

诊为风温，温邪犯肺，气分邪热。

银翘散加减：

银花 12g，连翘 12g，竹叶 10g，薄荷 12g，牛蒡子 20g，芦根 30g，甘草 10g，桔梗 12g，杏仁 15g，玄参 20g，栀子 10g，浙贝 15g，白茅根 30g。

水煎，日 1 剂。

上方服完 2 剂，发热退，咳大减，痰中已不见红。解肌护肺却邪已大见成效，上方去白茅根、栀子，加麦冬 12g、沙参 30g，以加强养阴复正能力。服完后，诸症消失。

88. 犀角地黄汤

本方是清热解毒，凉血止血之代表方。为孙思邈所创，载于其代表作《千金方》。

犀角地黄汤方

犀角一两（五分至一钱），生地八两（一两），芍药三两（四钱），牡丹皮二两（三钱）。

咬咀，以水九升，煮取三升，分三服。

临床用时，犀角多用水磨汁兑服或锉末冲服。现因动物保护，犀角已无货源，一般以水牛角代，但用量当为犀角的 8 ～ 10 倍。

本方全方药仅四味，而集四味入血凉血散血之药于一体，在主体作用相同的情况下，又各有侧重。其中犀角苦咸大寒，走而不守，功擅入胃清热，入心凉血，泻火解毒。生地性寒纯阴，凉血消瘀，养血止血。芍药凉血散血，和营泄热。丹皮泻血中火热，凉血散瘀。这种同功叠用而又分别关照的组合，使该方具有了解毒、消瘀、止血、散血、泄热、泻火、养阴等八大功能，对热入血分后必然引起的相关病情变化都给予了有力的针对，并使本方具有了异于他方的一些特点：

第一，不用佐使，不用调和，以防"掣肘"，使之能效峻力宏。

第二，"单刀直入"的治法表明了它是一首具有急救性质的用方。

第三，专攻作用带给它的"偏颇性"，决定了它有着严格的适用范围和禁忌性。

其临床适用证，可用血瘀斑躁热谵六个字加以概括。

1. 血，表现为吐血、鼻衄、咳血、便血等。

2. 瘀，表现为漱水不欲咽，腹不满而却自觉满胀，大便黑而易解。

3. 斑，表现为全身红赤斑块，或紫黑斑块泛发。

4. 躁，表现为狂躁不安。

5. 热，表现为体温高热乃至超高热。

6. 谵，表现为神情昏蒙，胡言乱语。

7. 脉多洪数或滑疾，舌绛干、甚则起芒刺。

本方禁用于阴斑、虚斑、斑色淡红，不烧不渴，脉不洪数，或阳虚失血者。

本方除用于出血性疾病或具出血倾向患者外，在急性感染性疾病中有着很多使用机会。如流行性出血热、乙型脑炎、流行性脑脊髓膜炎、败血症等。此外，对于烧伤、剥脱性皮炎、带状疱疹、泛发性牛皮癣等皮肤病也有较多使用机会。

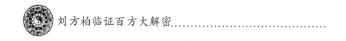

◎病案举例

张某，男，15 岁。高烧 3 日，诸药不退，渐至烦躁不安，掀被脱衣，索水而不饮，邀我往诊。见其面色瘀黯，阵阵烦躁，翻滚，口中谵语，咽痛声沙，口臭喷人。全身泛发紫黯斑块。诊其脉洪数，舌质紫黯，苔干黑。病属邪热入营，动血攻心之险证。必以大剂泄热解毒、凉血清营之品，或能挽回。处以犀角地黄汤加味：

水牛角 80g，生地 30g，赤芍 12g，丹皮 12g，玄参 20g，寒水石 30g，银花 20g，大黄 6g。

来诊时已是午后，暂开 1 剂，令水煎，昼夜兼服，至次晨服完。

次日复诊，热退神清，安静入睡，斑色转红活。邪势已挫，血热已泄。续方再进 2 剂。后以竹叶石膏汤加味善后而愈。

89. 当归六黄汤

本方为李东垣在《兰室秘藏》中所出的一首治自汗盗汗之名方。

当归六黄汤方

当归、生地黄、熟地黄、黄连、黄芩、黄柏各等分，黄芪加倍。

共为粗末，每服五钱，水二盏，煎至一盏，食前服。小儿减半服之。

方用黄芪益气固表以摄汗，当归、生地黄、熟地黄滋阴养血，补充汗出而耗伤之阴津以敛汗，黄连、黄柏、黄芩三黄泻迫汗外出之邪火以止汗。从而能使血中有热，表气不固的汗出得止。

汗证大体上讲，醒而汗出称自汗，睡中汗出称盗汗，自汗为阳虚，盗汗为阴虚。本方一因三黄苦寒，二因生地、熟地阴柔，所以方书一般都以用于治疗盗汗作解。而验之临床，不论自汗盗汗，只要具有心烦口渴，发热汗出，舌干唇燥，小便短赤者，均可放胆使用。这不仅因为自汗也有阳盛阴虚而致者，更因为当归六黄汤的主药当归性本辛温，补阴血而未尝不益阳气，而方中倍量于诸药的黄芪，功擅益气固表，直接止汗乃其临床专长。此二药的参与，决定了该方不是纯然泻火益阴之方。不但如此，本方自汗盗汗皆宜，是因为其组合结构，直接针对了汗出的根本病机：汗发于阴而出于阳，汗的根

160

本在于阴中的营血，而汗的启闭在于阳中的卫气。凡汗证皆是这种气血阴阳的平衡安宁受到了扰乱。本方调营而固卫，滋阴而助阳，故不论自汗盗汗，都可随证遣用。临床应用时，可加用性味平和而功长固涩的麻黄根、浮小麦、马料豆、龙骨、牡蛎等，以加强敛汗之功。

本方性偏寒凉，凡中气虚弱，脾胃亏虚之人，不宜使用。

◎病案举例

杨某，男，46岁。平日汗多，入夏以来，恣食瓜果，夜饮酒浆，更致终日大汗不止，尤以胸部以上为甚。口苦心烦，纳差脘痞，大便溏而不爽，小便短赤。舌苔黄厚而腻，脉数。诊为湿热内盛，阳蒸阴分之汗证。拟先利湿热，直折病势，再予调摄止汗。以三仁汤加藿梗、佩兰、建曲。服药5剂，舌苔大半退去，诸症减轻，改投当归六黄汤加味：

黄芪30g，当归12g，生地30g，熟地30g，黄柏12g，黄芩12g，栀子10g，浮小麦30g，龙骨30g，牡蛎30g，麻黄根30g，建曲20g。

水煎，日1剂。

服药3剂，汗大减，脘痞消失，二便通畅。其汗出仅在进食或活动时较平时为多，守方再服6剂，恢复正常。

90. 天王补心丹

此方出自《摄生秘剖》，是一首治疗阴虚血弱而有热的常用方剂。

天王补心丹方

柏子仁、酸枣仁（炒）、天冬、麦冬（去心）、当归（酒浸）、五味子各一两，生地黄四两，人参（去芦）、玄参、丹参、桔梗、远志、茯苓各五钱。

为末，炼蜜丸为梧桐子大，辰砂三五钱为衣，空心白滚汤下三钱，或圆眼汤俱佳。忌胡荽、大蒜、萝卜、鱼腥、烧酒。

此方集中了滋阴、益气、酸敛、安神、益血和舟楫等六大功能之药物，分别具有四大"靶向"。其组合机理颇具特色。它首先用大剂量生地、天冬、麦冬滋阴，并以作用长于散无根游离之火的玄参协助，在增强滋养的同时，具有了清散作用。本证阴虚而血弱，故加当归、丹参以补血养血。当归阳中有阴，用之寒则寒，用之热则热，方中随大队甘寒药用，无温热之虞。丹参微寒，活血养血而有除烦安神作用。此组滋阴兼养血的药物，用以祛除病因。第二是用柏子仁、远志、辰砂以清心安神，并用人参、茯苓益气以助之，此组益气安神之药，用以消除症状。第三组药是酸敛，用酸枣仁、五味子敛耗散之心气，用以增强前两组滋阴、安神药物的药力。第四是舟楫，此证病位在心，用桔梗载药上行，直达病所。从而共同发挥滋阴清热，养血益气，安神宁心之治疗作用。

临床用以治疗阴亏血弱，心火亢盛而致的心烦失眠，心悸不安，多梦梦遗，大便燥结，口舌生疮，心中烦热等证。本证的典型脉象为细数，典型舌象为舌质红而偏干少苔。

◎病案举例

林某，男，47岁。全身每于春夏季即发皮疹，甚时全身泛发，成片融合，色红瘙痒。常突然出现，每出现时，服扑尔敏，肌注维丁胶性钙后可迅速缓解。夏季过后，可自行停止发作，如此发作已六七年，十分苦恼，以致恐惧春节来临。去年以来渐增心烦口干，严重失眠，每晚仅能浅睡两三小时，且乱梦连天，心悸潮热。并出现秋冬季节未发病时，皮肤也不定处瘙痒，头昏倦怠，曾服中药二三十剂，药后仅痒感消失，精神转好，而余症同前。现值初春，皮疹已有复发迹象，忧愁担心，上述诸症因此而更为加重。诊其脉数，舌干红。诊为瘾疹，证属阴血暗耗，心肾亏虚，心失所养，血虚生风。处以天王补心丹加味：

柏子仁20g，炒枣仁30g，白参10g，天冬12g，麦冬12g，生地30g，玄参10g，丹参10g，当归10g，桔梗10g，夜交藤30g，生首乌30g，五味子10g，茯神12g，蝉蜕12g。

水煎，日服1剂。

服完7剂来诊，每晚安然入睡六七个小时，心中平静，其余诸症也明显减轻。上方加乌梅12g，每日1剂，再服15剂，药后诸症消失。原方再给10剂，令隔日服1剂，并少接触花卉，忌食海鲜、雄鸡、鳝鱼、卤制品等，服完后停药观察，前宿疾未再复发。嘱明春到来前，提前服上方 10 剂，以图控制再发。

91. 芍药汤

本方为治疗痢下赤白之通用方。原方出自刘完素所著《素问病机气宜保命集》。

该方适用于痢疾实证。表现为下痢脓血黏涩，或胶结黄水，腹痛窘迫，里急后重，肛门灼热，溲黄短赤。脉多滑数，舌红苔黄厚而腻。

芍药汤方

芍药一两，当归、黄连各五钱，槟榔、木香、甘草（炙）各二钱，大黄三钱，黄芩五钱，肉桂一钱五分。

为粗末，水煎服。

方用缓中散恶血而主邪气腹痛之芍药为君，加功长调血散血之当归，同起理血作用，以直接针对腐血成脓的病理环节；用黄连、黄芩，寒以清热，苦以燥湿，针对了湿热袭肠的病因环节；用槟榔、木香调气理气，针对了其气滞而致血瘀，血瘀而致血腐的病机环节；再用肉桂温中行气而活血，大黄逐邪除积而散血，以更增强上述三组药物的药力；加一味甘草，不仅能缓急而助止痛，和中而助泄热，并调和诸药。本方的组合，具体地体现了刘完素对痢疾"行血则便脓自愈，调气则后重自除"的治疗思想，因而是治疗痢疾初起，湿热俱甚时的首选方。

该方为黄芩汤加减而成，但治痢效力远强于黄芩汤。与同为治痢的白头翁汤相比，则本方长于清热燥湿，而白头翁汤长于清热解毒，临床用于热毒深陷血分之痢下赤多白少者。另外，芍药汤证没有表证，以湿热胶结于肠为特点，这是它与治疗表里俱热而下痢的葛根芩连汤证的区别。

临床应用时，只要是下痢初起而有前述适用证的，无论菌痢、阿米巴痢疾、乃至急性肠炎、过敏性结肠炎等，均可使用。只是积滞不重时大黄可不用；肛门重胀太甚时，可加重木香用量。

还有一点需要说明，孙思邈在《备急千金要方》中，有一治疗产后腹痛的芍药汤；王肯堂在《证治准绳》中，有一治疗胃痛的芍药汤，它们的药物组成和治疗作用，均与本方大相径庭，临床不可搞混。

◎病案举例

时某，男，46 岁。三天前开始腹痛稀便，一日三四次，医用理中汤加黄连等治，服药 2 剂不效。昨晚起频频登厕，约 1 小时必去一次，每次用力仅排出少量红白黏涎，肛胀腹痛，口渴心烦，尿短涩而痛。脉弦数，苔黄微腻。证属湿热痢，处以芍药汤加味：

白芍 30g，黄连 15g，黄芩 12g，马齿苋 30g，甘草 10g，槟榔 12g，广木香 15g，当归 12g，槐花 15g，大黄 6g。

水煎，暂予 1 剂。

次日来诊，大便减至三四个小时一次，黏涎减少，可见粪便，尤其轻松的是肛胀大减。续方 2 剂，服完后大便基本恢复正常，余症也基本消失，只是饮食不香，身软无力，以香砂六君子汤加减 3 剂善后。

92. 香薷散

香薷散方

香薷（去土）一斤，白扁豆（微炒）、厚朴（去粗皮、姜汁炙熟）各半斤。

上为粗末，每三钱，水一盏，入酒一分，煎七分，去滓，水中沉冷，连吃二服，立有神效，随病不拘时。

方用香薷发散利湿，厚朴化湿和胃，扁豆消暑和脾，共同发挥祛暑解表，化湿和中作用。《太平惠民和剂局方》所出的这首方，药仅三味，看似平淡无奇，却具有三大临床特点。

第一，用途无法取代。暑之为病，多见发热心烦，面赤气粗，口渴汗多，头痛尿赤等症，临床以白虎加人参汤、清暑益气汤等治疗。而暑病尚有另一种极为常见的类型，即内伏暑气，而外为风寒所闭之闭暑证，表现为头疼身痛，发热恶寒，心烦口渴，无汗脘闷，脉浮，舌红苔黄腻等，该证缘于暑热之时，静而得之。或久居空调房，或汗出而电扇猛吹，或嗜食瓜果，或暴进冷饮，以致暑湿为寒邪所遏，寒束于表，皮毛闭塞。闭暑证属暑病而非暑入阳明，感寒邪而系暑湿兼寒。这种清泄不可，发汗解表不能之证，为香薷散所正治。不仅如此，对于这种证型，可以说除它之外，没有任何方可以取代。

第二，具母方性质。所谓母方，即在它的基础上进行加减，可变生出多方的方剂。这种变生，随之也更为具体地针对了母方证的病情变化。如香薷散证，见到热渴明显者，加黄连清暑，名四味香薷饮；减去扁豆，名黄连香薷饮，用治湿盛于胃；腹胀明显，兼见便稀下利者，去黄连，加茯苓、甘草，名五物香薷饮；若中气虚弱，汗出甚多者，加人参、黄芪、白术、陈皮、木瓜，名十物香薷饮；若面赤口渴，无汗恶寒，形似伤寒的暑温证，宜香薷散去扁豆，加银花、连翘、鲜扁豆花，名新加香薷饮。

第三，高度的时限性。本方仅用于暑夏季节，春秋冬时从不使用。

三大特点都与本方君药香薷紧密相关。方书都把香薷称为夏日之麻黄，意思是都用以发汗解表，只是夏日阳气盛而腠理开，即使寒邪束表，也不能用性峻之麻黄，只能用香薷。这样说来，香薷与麻黄只是性峻与缓的关系，而这解释不了麻黄四季可用，香薷独宜于夏。况且与香薷一样，同具辛温解表而力逊于麻黄之药多矣，如荆芥、紫苏、防风、羌活等，但它们都四时可用，而为何香薷独只用于暑日？答案只有一个，香薷是祛暑专药。

香薷味辛，性微温，无毒。有彻上彻下之功，能使清气上升，浊气下降，抟结之阳邪得解；解表而发越阳气，能使为阴邪所遏之阳气透达，头痛、发热、烦躁、口渴得除；化湿而利水，能使腹痛腹泻呕吐诸症得止，小便赤涩得以通利。凡此，无不反映香薷直入阳明、太阴暑邪为害之肺胃二经，直接针对暑邪致病，热与湿甚等根本特点。因此，称它为治暑圣药绝不过誉，而明确它的这一药性本质，是用好香薷散及其演变方之关键。

◎病案举例

杨某，男，37岁。夏日炎热，赶写材料，挥汗不止，乃以电扇猛吹，集中精力书写，长达三四个小时。当夜感头痛身疼，咳嗽，次日以"上感"输液，经治三日不效。来诊时头身痛而恶寒无汗，心中呕恶感，尿短赤，舌质红，苔黄厚而腻，脉数。诊为闭暑证，处以香薷散加味：

香薷15g，生扁豆30g，厚朴30g，苍术10g，紫苏12g，桔梗12g，藿香

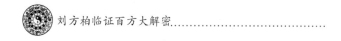

梗 12g，滑石 30g，生甘草 10g。

水煎，日 1 剂。

服完 2 剂来诊。云服药当晚，全身微微汗出，一觉醒来，顿觉头身轻松，次日呕恶消失，溲渐清长。惟大便四日未排，尚咳嗽，痰出不爽，上方加用瓜蒌仁 20g、浙贝 15g、枇杷叶 12g。服完 3 剂，诸症悉除。

93. 葛花解醒汤

本方为李东垣所创，原方首载于李氏所著《兰室秘藏》。在数以万计的方剂里，这是极难见到的专为酒积而设的一首方，因而具有代表性。

葛花解醒汤方

木香五分，人参（去芦），猪苓（去黑皮），白茯苓，橘皮，以上各一钱五分，白术，干生姜，神曲（炒黄色），泽泻，以上各二钱，青皮三钱，缩砂仁，白豆蔻仁，葛花，以上各五钱。

上为极细末，和匀，每服三钱匕，白汤调下，但得微汗，酒病去矣。近代用法，作汤剂，水煎服。

该方以擅能解酒，甘平无毒之葛花为主药；以气味芳香，功长辛散之砂仁、白蔻醒脾而散滞气；以神曲解酒化食；以木香、干姜、青皮、陈皮调气温中，除湿疏滞；以茯苓、猪苓、泽泻渗利湿热；以人参、白术补益脾气。

方用葛花，使邪从肌表而出，猪苓、茯苓、泽泻导湿从小便而出，集大队辛温畅气之品，使邪在脾胃运转之中化解，加人参、白术，一防酒湿伤脾，二补脾胃之气，以助诸辛温畅气之品的药力发挥。全方集中针对酒湿伤脾这个病机和紧紧扣住上下分消的治疗原则。因而，是一首消酒积，运脾胃，利湿热之良方。

本方具有解酒、利湿、化滞、消食、助运五大功能。适用于：

1. 平日好酒之酒客家，常感脘痞不适者。

2. 酒客家大便零碎，便后不尽感者。

3. 酒客家不知饥者。

4. 酒客家身胖肢懒，倦怠困之者。

5. 酒客家口腻苔厚，小便不利者。

6. 酒客家体重增加，大腹便便者。

7. 酒客家头昏头重，血脂增高者。

8. 酒醉呕吐，眩晕，胸膈闷满者。

当今社会交际活跃，饭局频频，"酒文化"被推到了极致，"酒伤"之人已非个别。临床中有三类人几乎百分之九十都有上述八症中的一两症。这三种人是领导干部、企业老板和专职接待人员。可以认为，葛花解醒汤证，在当下"时代"病中占据着相当高的比例，因而，本方是一个难以取代而又极为常用之方。由于山楂有消食除满之功，具有降脂作用，枳椇子善解酒毒，古有"园中生枳椇，家中无醉人"之说，故用时可随方加入。

◎病案举例

王某，男，51岁。经营企业，收益颇丰，每日宴请乃成为其主要工作。饮酒时每顿多至一斤，有时一日两顿酒宴，渐至形体肥胖，只要闲暇无人，即昏昏欲睡。平时头昏沉不清感，倦怠懒动，哈欠频频。尤其突出的是，终日无饥饿感，大便每日三四次，量少而不成形，解后仍不尽感，口中苦腻。证属酒伤脾胃，湿邪中阻。处以葛花解醒汤加减：

葛花 20g，白蔻 10g，砂仁 10g，建曲 20g，山楂 20g，陈皮 10g，茯苓 20g，泽泻 30g，炒白术 12g，泡参 30g，厚朴 30g，苍术 10g，苡仁 30g，半夏 12g。

水煎，日1剂。

服完5剂，口中清爽，到时知饥。续方5剂，精神转旺，大便一日2次，排后爽快感，脘满消失。原方再给5剂，嘱尽量限酒，并少进油腻肥甘，多吃新鲜蔬菜瓜果。

94. 蒿芩清胆汤

本方为清·俞根初在《通俗伤寒论》中所出的一首治疗少阳热重寒轻兼痰湿内阻之方。

蒿芩清胆汤方

青蒿钱半至二钱，淡竹茹三钱，制半夏钱半，赤茯苓三钱，黄芩钱半至三钱，生枳壳钱半，陈广皮钱半，碧玉散（滑石、甘草、青黛）三钱。

是方以苦寒芬芳，清灵透达的青蒿为君药，直透少阳之邪，以黄芩、竹茹苦降而助其泄热，并除烦止呕；陈皮、半夏、枳壳理气化痰，降逆和胃；赤茯苓、碧玉散清利湿热，通调小便，导邪下行。共同配合而具有了和解少阳，宣畅气机，清利湿热，和胃化痰的良好功效。

本方在药物选用上，有两点必须深入认识，才能准确地加以使用。

一是青蒿这味药，不仅功擅截虐解暑，它质轻而长透泄邪气，芬芳而能辟秽醒脾，苦寒而擅泄热泻火。不仅如此，它的特异之处还在于，泄邪而能补阴，辟秽而能和中，泻火而不伤耗气血。是阴中有阳，降中有升，气寒无毒之难以替代的辟邪清透佳品。它的上述特点，决定了其在方中不仅需要重用，而且完全可以重用，一般用量30～60g，且不宜久煎。

第二是青黛。方书读解此方时，多以碧玉散清利湿热一句带过。碧玉散是六一散（六两滑石，一两甘草）加青黛组成的。其中六一散是刘河间用治暑湿之方，加青黛后则用治暑湿夹肝火者。青黛功长大散肝经之火，无论实火郁火，皆在其中。实火可泻，郁火可散，这种泻散功用在全方中发挥着一个重要方面的作用。它加强了青蒿的泻散效力，弥补了黄芩泻而少散，竹茹降而少泻的不足，对全方总体功效的发挥具有重要作用。

临床可用于：

1.寒热往来，寒轻热重，口苦心烦。

2.呕吐苦水，或呕吐黄色黏涎，或干呕不止。

3.胸脘痞闷，胸胁胀痛。

4.暑湿类疟。

5.脉弦滑，舌质偏红，苔黄或苔白腻而干，或苔兼杂色。

6.从临床实际看，本方使用有较强的季节性，一般于夏日或长夏季节使用。

◎病案举例

龚某，女，39岁。身重身痛，发热恶寒，头重头昏，已输病毒唑等药三日无效。且增呕恶不止，咳嗽痰少，咳牵两胁疼痛，口苦心烦，前医乃以小柴胡汤合栀子豉汤为治，服药 1 剂，病无进退。其时病已一周，除上述见症外，水入即吐，心烦不宁，终日汗出涔涔，转诊于余。时值大暑节令，见患者面郁少华，心烦易怒，询知口苦，溲黄赤而短，不思进食，口渴但怕饮后呕吐而不敢饮。脉数，舌苔干黄稍厚。

诊为暑湿干犯少阳。

蒿芩清胆汤加味：

青蒿 50g，黄芩 12g，青黛 12g（包），茯苓 12g，半夏 12g，陈皮 10g，滑石 30g，甘草 10g，竹茹 12g，枳壳 10g，藿梗 12g，枇杷叶 12g，生扁豆 30g。

水煎，日 1 剂。

服完 2 剂来诊，症减大半，纳食恢复，呕吐已止。续方 2 剂。

95. 龙胆泻肝汤

本方为泻肝经湿热的代表方。出自《太平惠民和剂局方》。

龙胆泻肝汤方

龙胆草（酒炒）三钱，黄芩（炒）三钱，栀子（酒炒）二钱，泽泻二钱，木通二钱，车前子一钱，当归（酒洗）五分，柴胡二钱，甘草五分，生地黄（酒炒）二钱。

水煎服。若制成丸剂，名龙胆泻肝丸，每服二三钱，一日两次，温开水送服。

方用龙胆草泻足厥阴肝经之热，柴胡清足少阳胆经之热，黄芩、栀子清肺与三焦之热，木通、车前子、泽泻清利小肠、膀胱湿热，并导湿热之邪从小便而出。为防苦寒伤损脾胃，用甘草加以调和；为防苦寒化燥伤阴，用生地护阴，当归养血。从而使该方不仅具有了泻肝火、利湿热之功，而且防止了苦寒伤脾、苦燥伤阴等弊端。因而适用于肝胆实火和湿热循经上炎或下注所导致的诸多疾病。

临床表现为：

1. 胁痛口苦，心烦易怒。

2. 身目黄染，黄色鲜明。

3. 头痛目赤，头胀头昏。

4. 耳聋耳肿。

5. 溲赤不畅，尿频尿急。

6. 阴痒阴肿，阴囊痛疮。

7. 妇女带下，黄稠气臭。

8. 脉弦数或弦滑，舌红，苔黄或黄腻。

该方临床应用广泛。凡符合以上临床应用条款之急性肝炎、急性泌尿系感染、甲状腺功能亢进症、高血压、急性胆囊炎、急性睾丸炎或附睾炎、急性盆腔炎、带状疱疹、湿疹、药疹，以及眼底出血、急性结膜炎、角膜溃疡、青光眼、急性中耳炎等诸多疾病，皆可选用本方。

本方在临床使用时，有两点需要注意：第一是龙胆草大苦大寒，加上同时使用了栀子、黄芩等多味苦寒之品，故不可久服，宜中病即止。第二是近年来中药毒性被炒得沸沸扬扬，方中的木通被列为对肾功能有损害的药物，虽然那只是属于马兜铃科的关木通才带有的副作用，而属毛茛科的川木通并无此副作用，但为了慎重，临床宜用同样具渗利水湿而又有泄热作用的滑石代替为好。

◎病案举例

案一、甲状腺功能亢进症

陈某，女，35岁。两年前发现"甲亢"，服他巴唑、卡比马唑等治疗，但症状控制不好。近月来常心烦易怒，口干口苦，心悸心惊，面红发热，便秘溲短。左眼微突，且体重减轻呈加快趋势，焦急不已。诊其脉弦数有力，苔黄偏干。证属肝胃实火，处以龙胆泻肝汤加味：

龙胆草20g，栀子12g，黄芩12g，生地30g，车前仁12g，泽泻30g，柴胡12g，白芍30g，夏枯草30g，甘草10g，黄连10g，黄药子10g。

水煎，日服1剂。

服完5剂来诊，情绪稳定，焦虑易怒明显减轻，余症均有好转。先后又诊三次，均遣上方，共服20余剂后，前症大部消失，停中药，仍以原服之西药继续治疗。

案二、带状疱疹

辜某，男，42岁。患带状疱疹输阿昔洛韦等一周，疱疹将退，而局部疼痛不已，烧灼难耐，昼夜不宁，心烦口苦，诸药不效。患者系一地区行政领导，斥责当地医院无能，愤怒之后，上述症状更加突出，乃转诊于余。脉滑数，舌红偏干，患者系酒客家，细询尚有大便干结而不尽感，溲短赤微涩痛等。断为肝经实火夹心胃邪热，处以龙胆泻肝汤加味：

龙胆草20g，黄连20g，白芍30g，甘草10g，栀子15g，黄芩12g，牡蛎30g，大青叶15g，生地30g，泽泻30g，蟾皮10g，石膏30g，滑石30g。

水煎，日1剂。

服完3剂复诊。上方1剂服尽疼痛即减轻，可入睡。服尽3剂后仅余局部阵发性微痛，余症消失。续上方减量7剂，以清泄余邪。

96. 独活寄生汤

独活寄生汤方

独活三两，桑寄生、秦艽、防风、细辛、当归、芍药、川芎、干地黄、杜仲、牛膝、人参、茯苓、甘草、桂心各二两。

㕮咀，以水一斗，煮取三升，分三服。

本方以独活、细辛入足少阴肾经蠲痹祛风，配以秦艽、防风疏通经络而祛风邪。桑寄生、杜仲、牛膝益肝肾而强筋骨。熟地、白芍、川芎、当归养血活血，人参、茯苓、甘草益气助阳，桂心补阳温经、祛寒止痛。共同发挥补益正气，祛风止痛的作用。

该方为孙思邈所创，载于《千金方》。是一首典型的扶正祛邪之方。该方以独活和桑寄生命名即寓有深意。二药均甘平无毒，而独活功长散八风之邪，利百节之痛；桑寄生补肝肾，益血脉，除风湿，强筋骨。二药一祛邪而令痛止，一补益以逐病邪。其药性均不猛烈，不仅可治痹久伤及肝肾，或气血亏虚复感风寒湿邪而成痹证者，且久服无虞。余下13味药，实际都可以看做是分别协助二药发挥作用的。即人参、茯苓、甘草、地黄、当归、川芎、芍药、桂心，已成十全大补汤之势，只是因病涉肝肾，伤在筋骨，以桑寄生代替补气之黄芪；以长于补肝肾、强筋骨之杜仲代替补脾利水之白术，因而十全大补汤气血双补、助阳固卫的总体功能实寓其中，发挥协助和增强桑寄生的作用。另一组药秦艽、防风、细辛、杜仲、牛膝搜风蠲痹，强筋壮骨，则协助和增强独活的作用。通过以上分析可以看到，独活和桑寄生在方中是起关键作用的。因而临床运用此方时，独活、桑寄生用量一定要大，一般独活可用 20 ～ 30g，桑寄生可用 30 ～ 50g。

该方主药独活入肾而行下焦，故极长于治疗痹而腰痛者。腰为肾之府，脊为督脉所循，而督为肾之外垣，因此，加入补肾而强督阳之鹿角，能极大地提高疗效。

临床用于：

1.腰膝疼痛，屈伸不利。

2.痹证日久，肝肾不足，气血虚弱。

3.腿脚麻木不仁，畏冷喜温，重着无力。

4.脉细弱或沉迟，舌淡苔白。

◎病案举例

王某，女，42 岁。双下肢麻木、重胀、疼痛断续两年多。初因突遇风寒，身痛恶寒，经治汗出而解，但自此腰以下总感不适，因无明显症状，未予治疗。一年前渐感双下肢酸胀麻木，疼痛喜温，夜尿加频，头昏倦怠，医令购服八味地黄丸，坚持服用两月，尿频、倦怠好转，而双下肢冷痛麻木渐增，腰膝酸软，口淡纳差，脉缓，苔白。诊为着痹，处以独活寄生汤加味：

独活 20g，桑寄生 30g，白芍 30g，杜仲 12g，川牛膝 15g，川芎 12g，秦艽 10g，当归 12g，防风 12g，红参 10g，熟地 30g，鹿角 15g，北辛 10g，炙甘草 10g，木瓜 12g，肉桂 10g。

服完 7 剂，痹痛麻木减，上方小作增损，坚持服药 30 余剂，痊愈。

97. 通窍活血汤

本方是清代名医王清任在其名著《医林改错》中所出的第一方。用以治疗头面四肢、周身血管血瘀之证。

通窍活血汤方

赤芍一钱，川芎一钱，桃仁三钱（研泥），红花三钱，老葱三根（切碎），鲜姜三钱（切碎），红枣七个（去核），麝香五厘（绢包）。

用黄酒半斤，将前七味煎一盅，去渣，将麝香入酒内，再煎二沸，临卧服。

王氏出方时特别强调了两点：第一，黄酒只可多用不可少用；第二，方中麝香的作用特别重要。

酒无经不达，可引诸药而达病所，尤其是瘀血入阻络脉者，其地位无药能代。麝香气味芬芳浓烈，香窜之气可直入经络，在方中起活血散结，开闭通关之作用。除上两味药外，在用桃仁、红花、赤芍、川芎活血的同时，还加入了生姜、葱白。生姜通过上述配伍后，具有了破血调中的功能，而葱白所具的辛通作用，能助黄酒、麝香通散。

这样全方就具有了活血化瘀，入络透达的治疗作用。该方临床运用极广，王氏所列主治即达14种：头发脱落、眼疼白珠红、糟鼻子、耳聋年久、白癜风、紫癜风、紫印脸、青记脸如墨、牙疳、出气臭、妇女干劳、男子劳病、交节病作、小儿疳证等。可见，除头面疾病外，还可用治劳病、妇科、儿科疾病。而该方为他方所无法比拟者，是其入络搜邪，通络活血的作用。

方中的真麝香现在已难买到，临床实践证明，若无麝香，以白芷25～30g 代，也有一定效果，对于证轻者，乃至完全可作为麝香替代药。因为白芷与麝香性味同属辛温，而白芷又擅治头面疾患。

兹举一例为证。

双某，男，45 岁。3 年前车祸头部受伤，颅内出现少量出血，经住院治疗积血消失，肢体功能无异常后出院。而出院以来一直头昏头痛，双目畏光，神疲懒言，不愿与人交流谈话。病员系领导干部，条件较好，不断延请中西医治疗，但毫无效果，已丧失治疗信心，终日居家懒出，经家人说服来诊。见其面色晦暗，脉细涩，舌少华，散见瘀斑。诊为脑宫受震，瘀血阻络。处以通窍活血汤加味：

白芷 30g，桃仁 15g，红花 12g，赤芍 10g，川芎 15g，大枣 20g，生姜 12g，鲜葱头 7 根，广土鳖 10g。

以白酒半斤，加水浸泡半小时，每煎 20 分钟，连熬三次，每日 1 剂，早中晚分服。

服完 7 剂复诊，头昏痛减轻，而令家人尤其高兴的是喜欢交谈，愿意见人。再服 7 剂三诊，情况稳定，但进展不如初诊。令其自寻真麝香带来，患者是彝族，通过其亲友迅速找到了自己存放的麝香。遂将原方加至 6 倍用量，加麝香 3g，共加工成 90 小包，每日早中晚各以白开水送服一包。持续一个月的服药过程中，症状日渐减轻，服完后，数年痼疾得以荡除。

98. 上焦宣痹汤

此方是吴鞠通在《温病条辨·上焦篇》中所出的一张治疗太阴湿温的有效方剂。

宣痹汤方

枇杷叶二钱（去毛），郁金一钱五分，射干一钱，白通草一钱，香豆豉一钱五分。

水五杯，煮取二杯，分两次服。

本方以苦辛之枇杷叶、郁金行气解郁，和胃降逆；以苦寒之射干宣散胸中热气；以辛甘之豆豉开表透达；配入一味甘淡之通草引热下行，该药能升能降，可入肺清热，也能上行而通胃，在大队辛通中独起淡渗作用。这样的配伍可使郁滞之邪气在辛通流动中得到宣散，其病理产物湿邪则可在气机宣达的运转过程中得以蠲除。

吴氏此方针对的病机是湿温之邪痹郁气分，主治是哕（即呃逆），治疗大法是苦辛通法。

这是一张他方所不能取代的平呃方剂。可惜不仅温病学讲义不载，连方剂学亦不载，可见在临床它已经近乎被遗忘。当本书一百个方剂即将完稿时，我发现了这个问题，所以，毫不犹豫地撤下了其他方，把此方替上，以期为临床治哕找回一大法门。

该方原名宣痹汤，我将它冠上"上焦"二字，是为了与中焦篇所出的同名方相区别。中焦篇的宣痹汤是治疗湿聚热蒸，蕴于经络，出现寒战热炽，骨骱烦痛之方，切不可混淆。

◎病案举例

温某，男，70 岁。偏瘫 20 天，呃逆 7 天。来诊时已以脑梗塞、高血压住院多日，不见好转。在出现呃逆后，经用西药完全无效，更为不安。右侧偏瘫，语言塞涩，呃逆频频，昼夜不止，伴口干、大便干结。脉弦滑而数，舌苔黄腻。诊为中风气分郁痹证。处以上焦宣痹汤合丁香柿蒂汤加味：

郁金 12g，通草 10g，豆豉 10g，栀子 10g，柿蒂 10g，丁香 10g，枇杷叶 15g，射干 20g，大黄 10g，草蔻 10g。

水煎，日 1 剂。

服完 2 剂复诊，不仅呃逆大减，仅断续稀疏发作，右侧肢体也较前有力，大便通畅。郁滞已通，气机已调畅，击鼓再进。上方加赭石 10g，再给 2 剂。服完后呃逆全止，转以补阳还五汤加减治其肢废。

99. 六君子汤

本方是《医学正传》在《局方》所出四君子汤基础上，再加半夏、陈皮、姜、枣而成的一个方子。其主治亦从四君子汤治脾胃气虚，扩大到脾虚夹痰。

六君子汤方

人参（去芦）二钱，甘草（炙）一钱，茯苓（去皮）二钱，白术二钱，半夏二钱，陈皮二钱，生姜三片，大枣三枚。

水煎，日 1 剂。

全方以四君子汤补益脾气，加大枣助之，半夏、生姜和胃祛痰，陈皮行气燥湿。共同合奏健脾补气，祛痰燥湿之功。适用于面色㿠白，食少便溏，胸膈不利，腹胀呕吐，舌淡苔白，脉虚无力等症。

一般认为，四君子汤是补气之基础方，若气虚兼痰用六君子，若气虚兼痰且气滞者，用香砂六君子汤。以平淡之药而列对应之治，确实只能是这样。但若验之临床，该方的主治远远不止于上列诸症，这是为什么呢？这是因为本方是治脾的专用方。而脾的生理功能和病理变化多矣。脾主运化，脾虚失运则会气滞水肿；脾主肌肉，脾虚则肢软肌萎，甚至出现肌纤维断裂；脾为后天之本，气血生化之源，脾虚则气血虚弱；脾主受纳，脾虚则食谷难消；脾升则健，脾虚则中气下陷；脾喜燥恶湿，脾虚则会为寒湿所困……而这些病机导致的临床病证，岂是上列数症所能概括的。再加上有时用本方可起执中州以运四旁的作用，临床应用还可超过这些。因此，该方应用太广了，我把这叫做平淡之方可愈疑难之病。

◎病案举例

案一、多发性肌炎

郑某，女，28岁。四肢软弱，蹲下和站起均十分困难，上楼无力，已近半年。初发病时全身酸痛，倦怠乏力，通过肌肉病理活检等多项检查，确诊为多发性肌炎。经用大剂量强的松治疗三个月，身痛倦怠止，而四肢极度软弱，严重影响行动。吞咽困难，失眠，耳鸣。加之前服激素导致水肿，患者十分痛苦，拒服西药，转诊于余。脉细数，舌正。诊为痿证，处以六君子汤合防己黄芪汤：

白参12g，茯苓15g，炒白术12g，炙甘草10g，陈皮10g，法夏10g，苡仁30g，黄芪50g，防己10g，苍术10g，雷公藤10g，仙灵脾20g。

水煎，日1剂。

上方服完7剂，吞咽困难感消失。原方再服14剂，水肿消退，耳鸣止，睡眠正常。又连续服上方30剂，四肢有力，不借外力可随意下蹲和起身，查肌酸激酶等原多项异常指标，全部正常。

案二、重症肌无力

杨某，女，56岁。上睑突然下垂半月，右侧为甚，垂至遮挡眼裂，视物、行走均需双手提掀，方能看视，视物重影。西医诊为重症肌无力，用新斯的明等不效。倦怠乏力，尿频，手麻，头昏，纳差。脉细缓，苔薄黄。辨为脾虚及肾，湿邪阻滞，处以六君子汤合防己黄芪汤加味：

白参 12g，茯苓 15g，白术 15g，炙甘草 10g，法夏 12g，陈皮 12g，生麦芽 15g，苡仁 30g，雷公藤 10g，黄芪 50g，苍术 10g，防己 10g。

水煎，日 1 剂。

服完 7 剂复诊，上睑减至间断遮眼，其他伴见症均有减轻。原方加藿梗 15g、荷叶 15g、山药 30g，服完 14 剂后，眼睑恢复正常，且原消化力一直很差的情况得到了明显改善。患者欣喜不已，索方续服，以求巩固。

以上两例，西医病理检查均有肌纤维断裂、坏死类表现，而均用本方获得了良好的效果，为什么？脾主肌肉，补脾则肌健。

100. 五积散

本方出自《和剂局方》。为治疗寒积、食积、气积、血积和痰积等五积之方，故名五积散。

五积散方

白芷、川芎、炙甘草、茯苓（去皮）、当归（去芦）、肉桂（去粗皮）、白芍、半夏（汤洗七次）各三两，陈皮（去白）、枳壳（去瓤、炒）、麻黄（去根节）各六两，苍术（米泔浸、去皮）二十四两，干姜四两，桔梗（去芦头）十二两，厚朴（去粗皮）四两。

用法：上除肉桂、枳壳别为粗末外，一十三味药同为粗末，慢火炒令色变，摊冷，次入桂、枳末令匀。每服三钱，水一盏半，入生姜三片，煎至一小盏，去滓，稍热服。

本方共由十五味药组成，是一个大复方。它一方面需要对完全不同类型的"五积"中的每"积"都有针对性，因而，药味较多；另一方面，又由于这众多的药物组成大方后，具有多靶性、广适性，因此，临床只需随症小作加减，就可以治疗原书所列疾病以外的诸多病证。

方中麻黄、白芷、生姜解散表寒，肉桂、干姜温散里寒，以散表里之寒积；枳壳、桔梗升降气机，宽胸利膈，以散气积；陈皮、茯苓、半夏、炙甘草，即二陈汤，以散痰积；川芎、当归、白芍养血活血，以散血积；苍术、厚朴燥湿除满，健脾消食，以散食积；共同发挥发表温里，行气和血，表里双解的作用。

临床用于外感风寒，内伤生冷，身热无汗，头身疼痛，项背拘急，胸满恶食，呕吐腹痛，全身窜走疼痛，月经不调，以及寒湿痹痛等。

◎病案举例

案一、寒湿痹

张某，女，35岁。全身关节冷痛，以下半身为甚，双下肢沉重微肿，天气阴冷则症状加重。月经色淡后延，经行小腹微冷。服祛风湿中西药，均小有效果，而停药如故，如是已一年多。面苍黄少华，脉迟细，舌淡苔白。其证虽为寒湿痹阻，但已伤及气血，不养血活血而除血积，定难拔除寒湿病根。处以五积散加减：

当归12g，川芎12g，黄芪30g，白芍30g，茯苓20g，苍术10g，炮附片20g，麻黄10g，桂枝12g，厚朴30g，白芷15g，仙灵脾20g，海桐皮20g，豨莶草20g，生姜10g。

水煎，日1剂。

上方服完7剂，疼痛减轻，浮肿消退。再服10剂，适逢月经来潮，已无经期不适感。上方小作加减，又诊数次愈。

案二、气积

王某，女，60岁。3个月前开始纳减腹胀，未及治疗，渐感全身胀痛。及至近半月来，除上症外，自觉有一包块隐隐可以扪及，大如乒乓，窜走疼痛于胸背头项。脉迟，苔白。诊为气积，处以五积散加减：

麻黄10g，桂枝10g，厚朴30g，苍术10g，陈皮10g，炙甘草10g，茯苓12g，半夏10g，干姜10g，枳壳15g，桔梗10g，白芷10g，白芍30g，柴胡10g，佛手10g。

水煎，日1剂。

初服3剂，仅腹胀稍减，再服7剂后，窜走疼痛感消失，"包块"亦未再现，纳食增。原方再服14剂，诸症消失。

跋

"我手写我口，我口写我心。"这是人们公认的文章感人的重要原因，而它未尝不是方书最能致用的根本原因。这不仅因为它是最质朴的，还因为它们都是用心血和真情写出的！

本书对每一个方的论述，都从我数十年临床实践中总结而来，并用近乎口述的形式和盘托出。是纪实，没有"洋洋大观"的包裹；是心悟，没有脱离自己创见和新用的故纸翻拍。

在100个方全部写完时，我对每个方进行了一一审阅。这种审阅，是读别人医书那样的阅读状态——学习、吸取、研究、对比、评价……当读罢每方均能完全效用，无含混驳杂时，我确认了它的愈病能力和传授力度。再统观全书，审视其临床覆盖面时，也确认了它的广覆盖性。而当叩问其总体特点时，更确认了它论方必深探理，言药必究离合，讲用突出奥妙，举案必是亲历的理法方药一线贯穿特色。就是说，它其实是一本以方为主线和载体的临床辨证论治实录。并由此而检验了动笔前立下的目标：一个临床医生，只要真正掌握了本书内容，是能有效地应对临床的。

"三年期满，皆能行道救人。"人们也许不会用到三年，即可熟练掌握此书内容。因而，这本书提供的可说是一段"三年期"路程。为莘莘岐黄学子提供通往医学应用殿堂的快速路道，是该书的学术使命。

但愿她不辱使命！

刘方柏

2013年5月28日于四川乐山寓所